JN121737

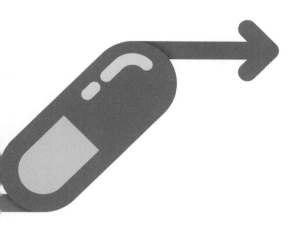

医薬品に関する臨床系論文の読み方

読み方

ランダム化比較試験から
リアルワールドデータ研究まで

監修　康永秀生（東京大学大学院医学系研究科臨床疫学・経済学 教授）

著者　岩上将夫（筑波大学医学医療系ヘルスサービスリサーチ分野 准教授）
　　　浜田将太（医療経済研究・社会保険福祉協会 医療経済研究機構 研究部 副部長）

株式会社 新興医学出版社

How to Read Clinical Papers on Pharmaceuticals from Randomized Clinical Trials to Real World Data Studies

Masao IWAGAMI, Shota HAMADA, Hideo YASUNAGA

© First edition, 2022 published by

SHINKOH IGAKU SHUPPAN CO. LTD., TOKYO.

Printed & bound in Japan

著者紹介

岩上将夫 Masao Iwagami

略歴：
2008 年　東京大学医学部医学科卒
2008-2009 年　東京大学医学部附属病院　初期研修医
2010-2011 年　徳洲会湘南鎌倉総合病院　後期研修医
2013 年　東京大学大学院公共健康医学専攻（修士課程）
2014 年　英国ロンドン大学（London School of Hygiene and Tropical Medicine）
　　　　　MSc Epidemiology（修士課程）
2014-2018 年　英国ロンドン大学 Epidemiology and Population Health（博士課程）
2018 年　筑波大学医学医療系ヘルスサービスリサーチ分野　助教
　　　　　英国ロンドン大学 Honorary Assistant Professor
2022 年　筑波大学医学医療系ヘルスサービスリサーチ分野　准教授
専門：内科学, 薬剤疫学, 臨床疫学

浜田将太 Shota Hamada

略歴：
2005 年　広島大学医学部総合薬学科卒
2005-2007 年　広島大学大学院医歯薬学総合研究科薬学専攻（博士課程前期）
2007-2013 年　製薬企業　研究開発・薬事職
2008-2010 年　京都大学大学院医学研究科社会健康医学系専攻（専門職学位課程）
2010-2013 年　京都大学大学院医学研究科社会健康医学系専攻（博士後期課程）
　　　　　（2014 年）博士（社会健康医学）
2013-2014 年　京都大学大学院医学研究科　薬剤疫学分野　特定助教
2014-2016 年　英国ロンドン大学（King's College London）　客員研究員
2016 年　一般財団法人　医療経済研究・社会保険福祉協会　医療経済研究機構　研究部
　　　　　研究員
2019 年　筑波大学医学医療系ヘルスサービスリサーチ分野　客員准教授
2020 年　東京大学大学院医学系研究科在宅医療学講座　特任助教
2022 年　一般財団法人　医療経済研究・社会保険福祉協会　医療経済研究機構　研究部
　　　　　副部長
専門：薬剤疫学, 臨床疫学, 医療薬学

康永秀生 Hideo Yasunaga

略歴：
1994 年　東京大学医学部医学科卒
1994-2000 年　東京大学医学部附属病院, 竹田総合病院, 旭中央病院　外科系医師
2000 年　東京大学大学院医学系研究科公衆衛生学（博士課程）
2003 年　東京大学医学部附属病院助教
2008 年　東京大学大学院医学系研究科特任准教授
2013 年　東京大学大学院医学系研究科教授（臨床疫学・経済学）
専門：臨床疫学, 医療経済学

はじめに

　本書は，医薬品に関する臨床系論文を正しく理解するために身に付けるべき知識や考え方を紹介した上で，実際の論文の解説を通じて読者の方々が論文の読み方のポイントをつかめるようになることを目標としています．医薬品の効果や安全性などに関する論文を読む必要がある，あるいは読んでみたい，しかし論文の読み方の教育を受けたことがない初学者のための手引き書です．

　本書が対象とする方は以下のとおりです．

○薬学部や医学部の学生，大学院生，キャリア初期の臨床薬学系研究者

○病院や薬局で働く薬剤師・医師

○製薬企業の臨床開発，規制当局における新薬審査の担当者

○製薬企業や規制当局における医薬品安全性監視（ファーマコビジランス）の担当者

○製薬企業の学術部門（メディカルアフェアーズ）の担当者

○臨床研究コーディネーター等の臨床研究関係者

　本書は，薬剤疫学（pharmacoepidemiology）に重点を置いた内容となっています．薬剤疫学とは，集団における医薬品の使用やその影響を研究するものであり，その成果は医薬品の適正使用等に活用されます．

　医薬品の適正使用に不可欠なエビデンス（evidence）をきちんと理解するためには，薬学や医学に関する専門知識だけではなく，疫学（epidemiology）や統計学（statistics）の知識も必要です．しかし，日本の薬学部や医学部の学部・大学院教育のなかでは，疫学や統計学を体系的に学べる機会は現状あまりありません．臨床系の研究や論文に関する知識が不十分なまま，臨床現場や製薬企業等に勤務し，なんとか実務をこなされている状況という方も多いかもしれません．

　本書では，まず論文を読むための前準備として，疫学（特に研究デ

ザイン)および統計学の基本的事項について概説しています．その後，研究デザイン(ランダム化比較試験，横断研究，コホート研究，症例対照研究，システマティックレビュー・メタアナリシス)ごと章立てし，より詳細な研究デザインの説明，実際の論文の紹介，論文を読む際のポイント解説へと移ります．最後に，医薬品の評価ならではの研究として，医薬品副作用自発報告データベースを用いた研究についても取り上げました．これまでまったく臨床系論文を読んだことがない方も，まずは本書で取り上げた実例と解説を読み，「臨床系論文というのはこういうものなんだ！」とイメージをつかんでいただけたら幸いです．

　各章の具体例については，医薬品の評価に関連した質の高い英語論文を厳選しました．取り上げた英語論文は，ご自身でアクセス，ダウンロードし，本書と照らし合わせながら読んでいただくことが理想です．しかし，本書にのみ目を通しても概要を理解していただけるように，各章の具体例のパートにおける構成は，(1) はじめに(研究の背景となる事前知識の提供)，(2) タイトルと抄録の全訳，(3) 重要なチェックポイント(各研究デザインにつき5つ)の英文確認・和訳・解説，(4) おわりに(まとめ)，としています．

　なお，本書の内容は，姉妹書である『膨大な医学論文から最適な情報に最短でたどり着くテクニック』『医学論文，わからないのは統計だけ？　肝心要の研究デザインがわかる本』『統計手法のしくみを理解して医学論文を読めるようになる本』(すべて新興医学出版社)とリンクしています．本書を読むなかで，文献収集，研究デザイン，統計学についてより幅広く深く学んでみたいと思った方は，上記の姉妹書もご参照ください．

2022年7月

岩上将夫，浜田将太，康永秀生

目　　次

88002-922　JCOP

第2章 ランダム化比較試験

第3章 横断研究

第4章 コホート研究

88002-922 JCOP

88002-922 JCOPY

Column

第 1 章

臨床系論文を読むための基本事項

Key Point

✓ 研究デザインは介入研究（多くはランダム化比較試験）と観察研究に大別され，観察研究は横断研究と縦断研究（コホート研究や症例対照研究など）に分かれます．

✓ リサーチ・クエスチョンとは，日常生活や臨床現場で生じるさまざまな疑問（クリニカル・クエスチョン）を，研究を実行しやすいように PICO や PECO と呼ばれる型にあてはめたものです．

✓ 多くの臨床研究では，頻度指標（有病率，発生割合，オッズ，発生率など）や効果指標（2 群間のリスク差，リスク比，オッズ比，発生率比，ハザード比など）を求めます．

✓ 研究結果を歪めてしまうバイアスは，系統誤差とも呼ばれ，選択バイアス，情報バイアス，交絡などが含まれます．

✓ 臨床系論文では研究デザインに対応した報告ガイドラインがあり，論文の構成の理解や読むときの手引きとして活用することができます．

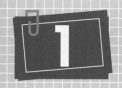

医学論文の分類

医学論文の分類

　はじめに，医学論文の分類の一例について紹介します（図1-1）．これから本書で取り上げる論文が，医学論文全体のなかでどのような位置付けにあたるか，把握しておきましょう．

　まず，医学論文は大きく，基礎（医学）系論文，臨床（医学）系論文，社会医学系論文に分けられます．基礎系論文には，動物実験に基づくものや，ヒトの組織・細胞・分子などを対象とした論文が含まれます．臨床系論文と社会医学系論文の多くは，ヒトそのものを対象としています．

　臨床系論文には，ある病気について患者の特徴や予後などの詳細を明らかにすることを目的とした疾患疫学（Disease epidemiology）論文，ある医薬品の効果・副作用・使用実態などについて明らかにすることを目的とした薬剤疫学（Pharmacoepidemiology）論文などが含まれます．社会医学系論文の類型としては，ヘルスサービスリサーチ（Health services research）論文や医療経済（Health economics）研究論文などが挙げられます．これらは，例えば薬剤師による介入の効果や，新しい診療報酬制度の費用対効果などを検討することを目的とします．

　本書では，主に臨床系論文のうちの薬剤疫学論文を取り上げています．ただし，論文の種類の境界線は必ずしも明瞭ではなく，第3章で取り上げる論文（かかりつけ医による抗菌薬の処方期間は適切か？）は，ヘルスサービスリサーチ的な要素もある薬剤疫学論文といえます．

　さらに，薬剤疫学論文は，製造販売承認前の臨床試験（主に薬事承認をめざす治験）と製造販売後の調査・試験に分けられます．製造販売承認前の臨床試験は，第Ⅰ相試験（健康な成人を対象とし，主に薬

88002-922 JCOPY

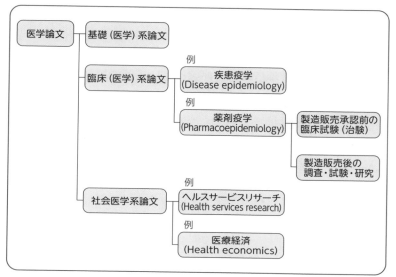

図1-1　医学論文の分類の一例

物動態と忍容性について確認するための臨床薬理試験)，第Ⅱ相試験
(少数の患者を対象とし，主に薬の用法・用量を調べるための探索的
試験)，第Ⅲ相試験 (多くの患者を対象とし，薬効と安全性について
確認するための検証的試験) が含まれます．第Ⅱ相試験の一部および
第Ⅲ相試験のほとんどで用いられるランダム化比較試験 (randomized
controlled trial，RCT) については，本書の第2章で説明します．

　製造販売後の調査・試験は，市販された医薬品が実臨床 (リアルワー
ルド，real world)，つまり大規模で多様な患者集団において，どのよ
うに使われ，どのような効果や安全性を示すか評価することを目的と
しています．その多くは観察研究であり，最近ではリアルワールドデー
タ研究 (real world data study) と呼ばれることもあります[1]．次項で
示すとおり，観察研究ではさまざまな研究デザインが用いられます．
本書の第3〜5章では研究デザインごとに種々の観察研究を取り上げ
ています．

　その他，1人あるいは複数人の症例の詳細を報告するケースレポー
トやケースシリーズもあります．また，第6章で取り上げるような，

複数の研究結果を統合するシステマティックレビュー・メタアナリシスといった研究もあります.

Column ── 薬剤疫学論文が載っている医学雑誌

　世の中には数えきれないほどの医学雑誌（ジャーナル）があります. そのなかでも，薬剤疫学論文は主に臨床系総合誌，臨床薬学系専門誌，各疾患・学問領域の臨床系雑誌（例：糖尿病専門誌，精神科系専門誌）に取り上げられます.

　臨床系総合誌には，「世界四大医学雑誌」として知られる，米国マサチューセッツ内科外科学会による *New England Journal of Medicine*（*NEJM*），英国発祥の *The Lancet*，米国医師会による *Journal of the American Medical Association*（*JAMA*），英国医師会による *British Medical Journal*（*BMJ*）があります. これらの雑誌には臨床的に大きな影響を与える RCT の成果が発表されることが多いものの，医薬品に関する観察研究が掲載されることもあります. 本書では，第 2 章（SGLT2 阻害薬は心不全にも有効か？）と第 5 章（ACE 阻害薬・ARB は新型コロナウイルス感染症の発症リスクを高めるのか？）が *NEJM*，第 3 章（かかりつけ医による抗菌薬の処方期間は適切か？）が *BMJ* の論文です.

　臨床薬学系専門誌としては，国際薬剤疫学会（International Society for Pharmacoepidemiology, ISPE）による *Pharmacoepidemiology and Drug Safety*（*PDS*），国際ファーマコビジランス学会（International Society of Pharmacovigilance, ISoP）による *Drug Safety*，米国臨床薬理治療学会（American Society for Clinical Pharmacology and Therapeutics, ASCPT）による *Clinical Pharmacology and Therapeutics*（*CPT*），英国薬理学会（British Pharmacological Society）による *British Journal of Clinical Pharmacology*（*BJCP*）が挙げられます. 本書では，第 4 章（DPP-4 阻害薬は日本人にとって安全か？）が *PDS*，第 7 章（免疫チェックポイント阻害薬の副作用シグナルは？）が *BJCP* の論文です.

　その他，第 6 章（低用量の抗精神病薬は統合失調症の再発予防に有効か？）については，*Lancet* 系姉妹誌の 1 つでもある精神科系専門誌 *Lancet Psychiatry* から論文を選びました.

88002-922

JCOPY

各ジャーナルのウェブサイトにアクセスし，本書で取り上げた論文以外にも，どのような薬剤疫学論文が見つかるか，タイトルや抄録だけでも眺めてみてください．そのほかにも，医学論文検索サイト（PubMed など）を用いて，興味のある医薬品や副作用の名前を入力して関連論文を検索する手段もあります．医学論文検索サイトの利用方法に関する詳細は，『膨大な医学論文から最適な情報に最短でたどり着くテクニック』（新興医学出版社）をご参照ください．

2 研究デザインとエビデンスレベル

① 研究デザインの分類

　臨床系論文を理解するには，研究デザインについて知る必要があります．図1-2に主な研究デザインの分類を示します．個々の研究デザインの詳細については，第2章以降で説明するので，ここでは全体像を把握するようにしてください．

　まず臨床研究は，介入を伴う**介入研究**（interventional study）と介入を伴わない**観察研究**（observational study）に大きく分けられます．ここで介入とは，「研究目的で，人の健康に関する様々な事象に影響を与える要因（健康の保持増進につながる行動及び医療における傷病の予防，診断又は治療のための投薬，検査等を含む．）の有無

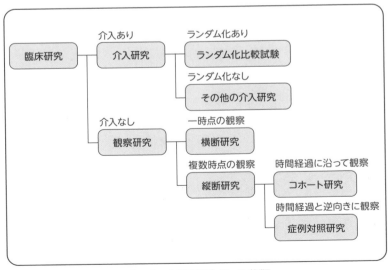

図 1-2　研究デザインの分類

88002-922 JCOP

又は程度を制御する行為」と定義されます[2].

　介入研究は，治療の有無（または内容）をランダムに（無作為に）決定する RCT とその他の介入研究に分けられます．RCT ではランダム化により，治療の有無以外の特徴が似通った患者群を作り出し，治療の影響を正確に評価できることが期待できます．ランダム化により治療の有無を決定した後，研究参加者を追跡し，興味のある結果を判定し，2群（以上）を比較します．なお，興味のある結果（例えば死亡や，疾患の悪化，検査値の変化など）を，疫学用語ではアウトカム（outcome，転帰やイベントともいう）と呼びます．

　一方，観察研究は，現実世界で起こったことを観察するだけで，研究のための介入は行いません．現実世界では，日常診療の担当医が治療の有無や内容を決定したり，患者自身が医薬品を服用するかどうかを決めたりします．多くの場合，ある薬を服用している患者と服用していない患者の特徴は異なります．したがって，RCT と異なり，単純に2群間でアウトカムを比較するだけでは医薬品の効果や安全性に関する正確な評価ができないため，研究計画や解析に工夫が必要です．なお，研究対象となる薬が投与されることは，疫学用語でいう曝露（exposure）に相当し，その薬の投与の有無が曝露因子に相当します．薬でなくても，例えば喫煙，運動，薬剤師からのアドバイスなど，研究対象者のなかにその因子を持つ人（曝露される人）と持たない人（曝露されない人）がいて，研究の興味の対象となる場合には，やはり曝露因子と呼ばれます．

　観察研究はさらに，一時点または一連の期間で研究対象者を観察する**横断研究**（cross-sectional study）と，同じ対象者を二時点以上観察する**縦断研究**（longitudinal study）に分けられます．縦断研究のうち，**コホート研究**（cohort study）は，ある時点の曝露の有無の判定後にアウトカムが生じたかどうか，時間軸に沿って観察する研究です．逆に，**症例対照研究**（case-control study）は，アウトカムが発生した人と発生していない人について，過去の曝露の有無を振り返る，つまり時間軸とは逆向きに観察する研究です．

第1章　臨床系論文を読むための基本事項

Column 前向き研究と後向き研究

　コホート研究の頭文字として，研究計画を立ててデータを集めることを宣言してから行う「前向き（prospective）」と，すでに存在するデータを取りにいく「後向き（retrospective）」という言葉が付けられることがあります．「前向き」コホート研究や「後向き」コホート研究という言葉を聞いたことがある方もいらっしゃるでしょう．

　実は，症例対照研究にも「前向き」症例対照研究と「後向き」症例対照研究が存在します．多くの症例対照研究は，今日より前の，すでに存在するデータを収集しにいくことから，「後向き」症例対照研究です（図1-3）．しかし，もし研究計画書を書いた後に発生する症例（case）と対照（control）のデータを収集していく場合には，「前向き」症例対照研究となります．

　つまり，コホート研究を「前向き」研究，症例対照研究を「後向き」研究と呼ぶのは間違いです．「前向き」「後向き」は研究デザインの修飾語であって，研究デザインを示す言葉ではありません．論文を読む際には，「前向き」「後向き」という言葉にはまどわされずに，どのように研究計画しデータを集めたかを把握することが重要です．

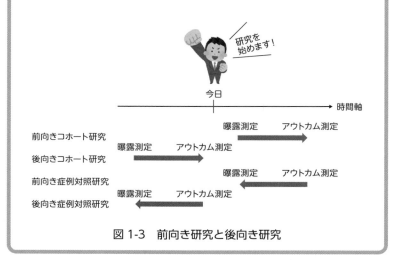

図 1-3　前向き研究と後向き研究

88002-922 JCOP

エビデンスピラミッド

　エビデンス (evidence) とは，研究によって科学的に裏付けられた根拠のことで，**根拠に基づく医療 (evidence-based medicine, EBM)** や**根拠に基づく政策立案 (evidence-based policy making, EBPM)** の基盤となるものです．一言でエビデンスといってもその確からしさはすべての研究で同等ではなく，どのような研究に基づくエビデンスなのか，エビデンスレベルとして評価されます．なお，基礎研究は原則，このエビデンスレベルの評価の対象とはなりません．

　従来，エビデンスレベルは，研究デザインに応じて，システマティックレビュー・メタアナリシスが最高であり，次に RCT，コホート研究，症例対照研究，ケースシリーズ・ケースレポートという順に下がっていくという考え方が普及していました（**図 1-4A**）．

　しかし，最近では，個々の臨床研究のエビデンスレベルは，単に研究デザインの種類で決まるものではないと考えられるようになってきました．例えば，質の高いコホート研究は，質の低い RCT よりも信頼できるだろう，という考え方です．そこで，個々の臨床研究のエビ

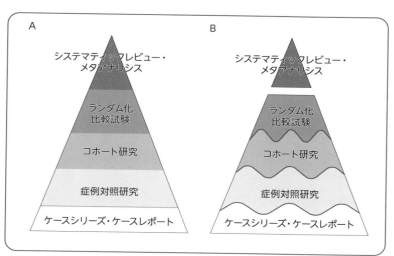

図 1-4　従来のエビデンスピラミッド（A）と新しく提唱されたエビデンスピラミッド（B）

デンスレベルはその質によって上下することを強調した，新しいエビデンスピラミッド（evidence pyramid）が提唱されました（**図 1-4B**）[3]．なお，新しいエビデンスピラミッドでは，複数の研究結果を統合するシステマティックレビュー・メタアナリシスはそもそも別物として，切り離されています．

88002-922 JCOP

3 リサーチ・クエスチョン

リサーチ・クエスチョン(research question)とは，臨床研究を行って答えを出したい疑問のことを指します．リサーチ・クエスチョンは，日常生活や臨床現場で生じるさまざまな疑問(クリニカル・クエスチョン，臨床疑問)を，研究を実行しやすいよう構造化したものと考えましょう．その型として，介入研究では PICO (Patients/Participants, Intervention, Comparison/Control, Outcome の略)，観察研究では PECO (Patients/Participants, Exposure, Comparison/Control, Outcome の略) が用いられます．以下に，それぞれの例を示します．論文を読み解く場合には，研究内容を PICO や PECO の形に整理して，全体像を把握するところから始める習慣を付けましょう．

PICOの例 (介入研究)

脳卒中の既往のない高齢糖尿病患者が低用量アスピリンを服用すると，脳卒中の発生リスクが低下するのか否か，RCT により評価したい場合，PICO は**表 1-1** のようにまとめることができます．

表 1-1 PICO の例

P (Patients/Participants)：患者/対象者	脳卒中の既往のない高齢糖尿病患者
I (Intervention)：介入	低用量アスピリンを服用する
C (Comparison/Control)：比較対照	低用量アスピリンを服用しない (プラセボ薬を服用する)
O (Outcome)：アウトカム	脳卒中の発生

PECOの例 (観察研究)

妊娠中の母親が抗うつ薬を服用していると，新生児の先天性心疾患

の発生リスクが高まるのか否か，観察研究により評価したい場合，
PECO は**表 1-2** のようにまとめることができます．

表 1-2　PECO の例

P（Patients/Participants）：患者/対象者	妊娠中の母親
E（Exposure）：曝露	抗うつ薬を服用している
C（Comparison/Control）：比較対照	抗うつ薬を服用していない
O（Outcome）：アウトカム	新生児の先天性心疾患の発生

88002-922 JCOPY

4 統計学の基本的事項

　ここでは，臨床系論文を読むために押さえておきたい統計学の基本的事項について紹介します．なお，本項に挙げた専門用語や考え方は，不慣れで難しい部分もあるかと思います．そのような場合には，本項は読み飛ばして第2章以降に進んでいただき，先に研究デザインについての理解を深めていただいてもかまいません．

① データの尺度

　研究参加者の特徴（例：年齢，性別，血圧値）や，研究上の曝露因子（例：ある医薬品使用の有無，投与量）やアウトカム（例：介入後の血圧値，心筋梗塞の発生）をみるときには，**データの尺度 (scale)** について理解しておきましょう．

　データの尺度は，大きく連続変数（continuous variable）とカテゴリー変数（categorical variable）に分けられます．特に，カテゴリーの数が2つの場合には二値変数（binary variable）とも呼ばれ，医学研究ではよく用いられます．例えば，血圧値（例：135 mmHg，147 mmHg）は連続変数で，複数のグループ（例：130 未満，130 ～ 139，140 ～ 149，150 mmHg 以上など）に区分するとカテゴリー変数，さらに「高血圧か否か」に分類した場合は二値変数になります．

② 連続変数の要約統計量

　連続変数の場合，データの分布を表す要約統計量（summary statistics）として，平均値（mean）と標準偏差（standard deviation，SD），中央値（median）と四分位範囲（interquartile range，IQR）の概念について知っておきましょう．

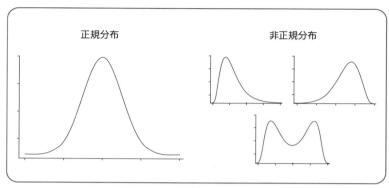

正規分布　　　　　　　　　　　非正規分布

図 1-5　正規分布と非正規分布

　まずデータの分布は，正規分布（normal distribution）か否か，に大別されます（図 1-5）．簡単なイメージとしては，例えば一般人における身長の分布のように，山の頂上が真ん中に来るような釣り鐘型の分布は「正規分布に近い」と思ってください．

　データが正規分布に近い場合，平均値と標準偏差を用いることが一般的です．標準偏差は，データのばらつきを意味し，大きいほどばらつきの大きいデータであることを意味します．例えば，研究参加者の身長の分布であれば「平均 165.6 cm（標準偏差 12.1 cm）」あるいは「平均 165.6 cm ± 12.1 cm」と表します．

　一方，データが正規分布から遠い場合，中央値と四分位範囲（全体の 25 ～ 75 ％に含まれる値）を用いることが一般的です．例えば，研究参加者が高齢者に偏った研究において，年齢の分布を「中央値 80歳［四分位範囲 68 歳～ 84 歳］」と表します．

 頻度指標

　多くの臨床研究では，研究上のアウトカムを二値変数（例：心筋梗塞の発生, 死亡）に設定し，以下に示すような頻度指標を求めています．どの指標を求めるかは，研究デザインや研究の目的によります．

88002-922 JCOPY

1) 有病割合（prevalence）

　ある一時点や一連の期間において，対象者のなかで疾病を有する人の割合（％）のことであり，横断研究やコホート研究のベースライン（追跡開始時点）評価で求められる頻度指標です．なお，横断研究では，医薬品の処方自体が興味のあるアウトカムとして設定されることがあり，このとき医薬品の処方割合のことも，英語では "prevalence" と呼びます．

2) 発生割合（incidence proportion）

　狭義の疫学用語としての「リスク（risk）」と同義であり，リスク集団（研究上，興味のあるアウトカムが発生しうる集団）のなかで，観察期間中に新たにアウトカムが発生した人の割合（％）のことです．観察期間中に追跡できなくなった人がいないことを前提に算出します．

3) オッズ（odds）

　リスク集団のなかで，観察期間中に新たにアウトカムが発生した人÷観察期間中にアウトカムが発生していない人，から計算できます．「オッズ」という言葉はギャンブル（競馬や競輪など）をたしなまれる方以外にはなじみがない言葉かもしれません．しかし，臨床系論文では，観察研究でよく用いられるロジスティック回帰分析の結果として「オッズ比」をしばしば目にします．

4) 発生率（incidence rate）

　リスク集団における，総観察時間あたりのアウトカムの発生件数で表されます．総観察時間は，各患者の個別の観察時間（例えば，1人を1年観察すると1人年）を対象者全員分足し合わせたものです．よって，発生率は「3.2（件）／人年（person-year）」や「15.6（件）／人月（person-month）」といった形で表されます．

④ 検定とP値

検定 (statistical test) という統計用語は，臨床研究において「2群に違いがあるかどうか検定した」といったような表現で使われます．検定の際に求められる *P* 値 (*P*-value) は，今回の研究結果が偶然得られたものなのか，偶然では起こりそうもないのか，その程度を意味する指標です．より専門的には，帰無仮説 (null hypothesis) と呼ばれる，「比較する2群に違いがない」あるいは「研究における曝露とアウトカムの間に関連がない」といった仮説のもと，今回の研究結果が得られる確率を意味します．

多くの研究では，*P* 値の有意水準 (significance level) を 0.05 (5 %) と設定し，*P* 値が有意水準より小さい場合に「帰無仮説が棄却された」と表現します．帰無仮説が棄却された場合，比較する2群に違いがある（あるいは，研究における曝露とアウトカムの間に関連がある）可能性が高いことになります．

2群以上の連続変数や頻度指標を比較するための代表的な検定方法について，**表 1-3** に示します．ここでは，その名前を暗記する必要はなく，比較する群の数や，データの尺度，データの分布，サンプル数，比較するデータの対応の有無などの要素によって，最適な検定方法があると理解しておいていただければ十分です．データの対応とは，比較する2群（以上）の間に「対応関係がある」か否か，を意味します．例えば，同じ患者の治療前後の採血結果を比較する場合には，「対応関係がある」と考えます．また，観察研究において，2群のなかから年齢と性別などの特徴が同じ患者を選び出してペアを作って比較した場合にも，やはり「対応関係がある」と考えます．

⑤ 効果指標

臨床研究では，比較する2群（以上）の間の検定を行って *P* 値を求めるだけではなく，各群の頻度指標から効果指標 (effect measure) を計算することが一般的です．代表的な効果指標について以下に示します．

88002-922 JCOPY

表 1-3　代表的な検定手法

2 群の比較		
連続変数		
	データが正規分布している場合の検定（パラメトリック検定）	データが正規分布していない場合の検定（ノンパラメトリック検定）
対応なし	t 検定（t-test / Student t-test）	ウィルコクソンの順位和検定（Wilcoxon rank sum test）＝マン・ホイットニーの U 検定（Mann-Whitney U test）
対応あり	対応のある t 検定（paired t-test）	ウィルコクソンの符号順位検定（Wilcoxon signed-rank test）
カテゴリー変数		
対応なし	カイ二乗検定（χ^2 test） フィッシャーの正確確率検定（Fisher's exact test）[サンプル数が少ない場合] ログランク検定（log-rank test）[生存時間解析]	
対応あり	マクネマー検定（McNemar test）	
3 群以上の比較		
連続変数		
	データが正規分布している場合の検定（パラメトリック検定）	データが正規分布していない場合の検定（ノンパラメトリック検定）
対応なし	分散分析（analysis of variance, ANOVA）	クラスカル・ウォリス検定（Kruskal-Wallis test）
対応あり	反復測定分散分析（repeated measures ANOVA）	フリードマン検定（Friedman's test）
カテゴリー変数		
対応なし	カイ二乗検定（χ^2 test） フィッシャーの正確確率検定（Fisher's exact test）[サンプル数が少ない場合] ログランク検定（log-rank test）[生存時間解析]	
対応あり	マクネマー検定（McNemar test）	

第 1 章　臨床系論文を読むための基本事項

COPY 88002–922

29

1）絶対リスク差（absolute risk difference）

比較する2群の頻度指標の差を表します．具体的には，発生割合差（狭義の「リスク差」），発生率差などが挙げられます．絶対リスク差が0の場合は2群間で違いがないことを意味します．

2）相対リスク（relative risk）

2群の頻度指標の比（ratio）を表します．具体的には，リスク比（risk ratio），オッズ比（odds ratio），発生率比（rate ratio），および瞬間的な発生率比を意味するハザード比（hazard ratio）が挙げられます．相対リスクが1の場合は2群間で違いがないことを意味します．また相対リスクは，研究における曝露因子とアウトカムの関連の強さ（strength of association）を意味します．

 # 信頼区間

研究では通常，上述のように求めた頻度指標や効果指標の数値とともに，信頼区間（confidence interval, CI）を求めます．例えば，「発生割合5.2 %（95 % CI 3.4 〜 7.2 %）」や「オッズ比1.49（95 % CI 1.23 〜 1.82）」といった具合です．この背景には，ある1回の研究で対象となった患者は，あくまで仮想的な母集団（population）のサンプル（標本；sample）である，という考え方があります．

ある1回の研究は，直接知ることはできない「真実」を推定するために行うものです．そして，今回得られた研究結果がその「真実」から偶然ずれている可能性を考慮します．研究が完璧に行われたとしても，この偶然誤差（random error）は生じてしまいます．そこで，この偶然誤差を加味した信頼区間を計算し，論文で提示することが一般的です．

95 %信頼区間とは，もし同じ研究を100回行うことができたとしたら，そのうち95回は求められた信頼区間のなかに真実の値が含まれているだろう，ということを意味します．

5 バイアス

　バイアスとは，**系統誤差 (systematic error)** とも呼ばれ，研究結果を「真実」の値からずらしてしまうものです．臨床研究を行う際には，このバイアスをいかに小さくするかが重要であり，論文の読み手にとってもバイアスの大きさがどの程度のものか想像しながら読むことが求められます．バイアスは，**選択バイアス (selection bias)**，**情報バイアス (information bias)**，**交絡 (confounding)** に大別されます．以下，簡単に説明します．なお，バイアスが小さい研究は，内的妥当性 (internal validity) が高い研究，と表現されます．さらに深く勉強したい方は，『医学論文，わからないのは統計だけ？　肝心要の研究デザインがわかる本』(新興医学出版社) をご参照ください．

1 選択バイアス

　選択バイアスは，比較する 2 群 (以上) の間で，対象者を選択する方法や研究開始後の追跡状況が異なる場合などに起こります．RCTでは，追跡期間中にどちらか片方の群がなんらかの理由で多く脱落し解析に含まれなくなってしまった場合に，選択バイアスが発生します．コホート研究においては，曝露群と非曝露群が，それぞれの背景集団を代表していない場合に，選択バイアスが発生します．症例対照研究においては，例えば肺がんの症例 (case) をある病院でサンプリングしたのに対し，対照 (control) も同じ病院の受診者のなかからサンプリングしてしまうと，その地域の一般人 (肺がんを生じる可能性のある背景集団) を代表していないことから，選択バイアスが生じます．

情報バイアス

　情報バイアスは，測定バイアス（measurement bias）とも呼ばれ，アウトカムの測定方法が対象者ごとに異なっていたり，曝露やアウトカムの有無の判断に対象者や評価者の主観が入ってしまったりする場合などに起こります．結果として，曝露の状況やアウトカムの発生状況の誤分類（misclassificaion）につながり，研究結果が真実の値を反映しなくなってしまいます．特に，比較する2群（以上）の間で誤分類の程度が異なる場合には注意が必要です．

 交絡

　交絡は，曝露とアウトカムとの関連に，交絡因子（confounding factor）という第三の因子が影響することで，真実とは異なった結果が観察されてしまうことを意味します（図1-6）．

　例えば，コーヒーの摂取を曝露因子，肺がんをアウトカムとして，コーヒー摂取群と非摂取群の肺がんの発生率を比較する研究を行ったとします．この時，一般的にコーヒー摂取群のほうが喫煙者の割合が高く，また喫煙は肺がんの強いリスク因子ですから，単純に2群を比較すると，コーヒー摂取群のほうが肺がんの発生率が高いという結果が得られるでしょう．つまり，仮にコーヒーと肺がんの間にまったく関係（因果関係）がなかったとしても，コーヒーと肺がんとの間には見かけ上，強い関連（相関関係）がみられます．この状況を，「喫煙がコーヒーと肺がんの間の交絡因子となっている」と表現します．

　これに対し，交絡因子としての喫煙の影響を取り除く解析（次項参照）を行うと，コーヒーと肺がんとの関連はみられなくなるでしょう．

　なお，交絡因子の厳密な定義は，①曝露因子と関連する，②アウトカムに影響する，③曝露因子とアウトカムの因果経路（causal pathway）上にはない，です．

88002-922 JCOP

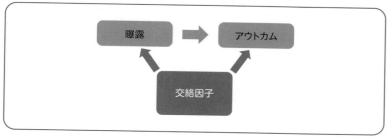

図 1-6　交絡因子

6 交絡の対処法

　臨床研究では，常に交絡に注意する必要があります．代表的な交絡の対処法（交絡の影響を小さくする方法）として，ランダム化 (randomization)，層別化 (stratification)，回帰分析 (regression analysis) を紹介します．

1 ランダム化

　ランダム化とは，研究実施者が，研究対象者の曝露の状況（治療の有無や内容）をランダムに決めて割り付けることです（図1-7）．そうすることで，異なる2群（以上）の間で交絡因子の分布が等しくなり，治療の状況のみが異なる似通った集団を作り出すことができます．よって，その後のアウトカムの発生状況の違いは，治療による影響と考えることができます．

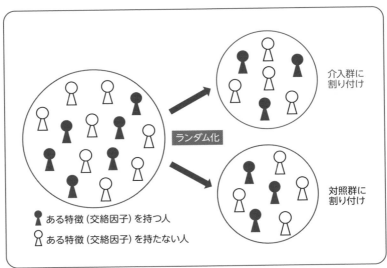

図 1-7　ランダム化

88002-922 JCOF

ランダム化は，交絡の対処法として最も強力な方法です．交絡因子が測定されていなくても，あるいは未知の交絡因子があったとしても，異なる2群間でその分布が等しくなることが期待できます．ただし，薬物治療はランダム化しやすい曝露ですが，生活習慣のようにランダム化が難しい曝露もあります．

2 層別化

　層別化とは，研究対象者を重要な交絡因子の有無や程度に応じてグループ分けし，各グループのなかで，曝露とアウトカムとの関係を検討する方法です．例えば，先ほどのコーヒーと肺がんの例において喫煙が交絡因子と考えられた場合，喫煙の有無で層別化すると，喫煙者と非喫煙者それぞれのなかで，曝露（コーヒーの摂取）とアウトカム（肺がん発症）の関連を評価することができます（図1-8）．各グループのなかでは，喫煙の有無は同じ状況ですから，喫煙がもはや交絡因子ではなくなります．

　統計解析の際には，グループごとに効果指標（例えばオッズ比）を

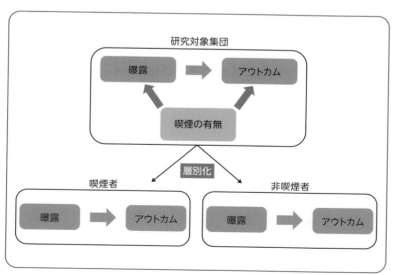

図 1-8　層別化

求めた後，各グループの効果指標を 1 つにまとめる方法（Mantel-Haenszel 法や標準化など）もあります．

　ただし，層別化の欠点としては，重要な交絡因子が何種類も想定される場合に，適用が難しいことです．なぜなら，1 つひとつの細かく分けられたグループに含まれる対象者数が少なくなると，効果の推定ができなくなってしまうことがあるからです．例えば，ある研究において年齢，性別，喫煙が交絡因子と考えられる場合，65 歳未満/以上，男/女，喫煙者/非喫煙者という組み合わせだけでもすでに 8 グループに分かれ，対象者数が少なくなるグループが出てきてしまうでしょう．

回帰分析

　回帰分析は，手持ちのデータを最もよく表すことができる数式を作る手段と言えます．統計ソフトウェアを利用して，適用する回帰分析の種類（モデル）を指定すると，曝露とアウトカムの関係を数式で表現することができ，研究で明らかにしたい効果指標が求まります．

　回帰分析を大別すると，1 つの曝露因子と 1 つのアウトカムの情報から数式を作る単変量回帰分析（univariable regression analysis），2 つ以上の因子（曝露因子や交絡因子）とアウトカムの情報から数式を作る多変量回帰分析（multivariable regression analysis）に分けられます．多変量回帰分析により，交絡因子を「調整（adjust）」したうえでの，曝露とアウトカムとの関連をみることができます．この調整によって，もし比較する 2 群（以上）の間で交絡因子が均等に分布していたら結果がどうなるのか，を見ていることになります．

　代表的な回帰分析の種類を**表 1-4** に挙げます．大まかには，アウトカムの尺度，およびアウトカムが発生するまでの時間を考慮するか否か，によって選択する回帰分析のモデルが決まります．

　なお，（交絡因子を調整しない）単変量回帰分析で求まる効果指標には「粗（crude）」または「未調整（unadjusted）」という頭文字をつけ，（交絡因子を調整する）多変量回帰分析で求まる効果指標には「調整後（adjusted）」という頭文字を付けることが一般的です．例えば，単変

88002-922 JCOP

量ロジスティック回帰分析では粗オッズ比（crude odds ratio）が求まり，多変量ロジスティック回帰分析では調整後オッズ比（adjusted odds ratio）が求まります。

　さらに詳細について勉強したい方は，『統計手法のしくみを理解して医学論文を読めるようになる本』（新興医学出版社）をご参照ください。

表 1-4　代表的な回帰分析

名称	アウトカムの尺度	求まる効果指標
線形回帰分析 (linear regression analysis)	連続変数	比較する2群のアウトカムの平均値の差
ロジスティック回帰分析 (logistic regression analysis)	二値変数	比較する2群のオッズ比
ポアソン回帰分析 (Poisson regression analysis)	二値変数（発生するまでの時間も考慮）	比較する2群の発生率比
コックス回帰分析 (Cox regression analysis)	二値変数（発生するまでの時間も考慮）	比較する2群のハザード比（瞬間的な発生率比）

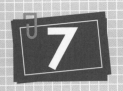

7 論文の報告ガイドライン

　さて，第2章からは，研究デザインごとに論文の紹介と読み方の解説をしていきます．多くの質の高い研究論文は，世界共通の論文報告ガイドラインに沿って書かれています．特に一流医学雑誌は，論文投稿時に，論文報告ガイドラインのチェックリストに記入することを著者に要求します．

　現在，多くの論文報告ガイドラインが提唱され，細分化されており，EQUATOR (Enhancing the QUAlity and Transparency Of health Research) network というウェブサイトにまとめられています[4]．本書では，RCT のための CONSORT (Consolidated Standards of Reporting Trials)，観察研究（横断研究，コホート研究，症例対照研究）のための STROBE (Strengthening the Reporting of Observational Studies in Epidemiology Statement)，システマティックレビュー・メタアナリシスのための PRISMA (Preferred Reporting Items for Systematic Reviews and Meta-analyses) 等について，それぞれ関連する章で紹介します．

Column 臨床系論文の精読と速読

　第2章からは，実際の論文の読み方を解説していきます．一般的に，本の読み方と同様，臨床系論文の読み方にも「精読」と「速読」があります．精読は1つの論文を1〜3時間程度かけて隅から隅まで読み込み，批判的に吟味すること（論文の結論を鵜呑みにせず，バイアスの可能性などを慎重に検討し，読者自身が改めて解釈すること）を目的とします．一方，速読は1つの論文を10分前後で目を通し，概要とキーポイントを把握することを目的とします．論文を読む力を根本的に向上させるには精読が基本ですが，情報収集やアイデア創出という観点では速読も役に立つでしょう．

　速読をめざす場合には，論文の抄録に加えて，本書の各章で取り上

88002-922 JCOP

げる重要なチェックポイント（各研究デザインにつき5項目）を素早く確認する練習をしていただくことをおすすめします．精読をめざす場合には，これらのチェックポイントに加え，段落ごとに内容を要約するパラグラフ・リーディング（paragraph reading）を行いながら，論文を読み込む練習をするとよいでしょう．

　1人で習慣化することが大変であれば，何人かで集まって論文を読むのもおすすめです．例えば，筆者（岩上）の所属する筑波大学医学医療系ヘルスサービスリサーチ分野では，毎週1時間，5〜6本の論文を速読する「トップジャーナルにまなぶ，若手医療者・学生のためのヘルスサービスリサーチ・ランチョンセミナー」を行っています．また，NPO日本医薬品安全性研究ユニットの開催する「薬剤疫学論文を読もう」会（月2回，平日夕方にオンライン開催）のように，会員を広く募集し，誰でもオープンに参加できるような抄読会も世の中にはあります．

　スポーツ選手が日常的に筋トレをする，あるいはサラリーマンが日常的に新聞を読むように，医療関係者は論文に目を通す習慣をつけることが理想的です．

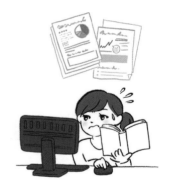
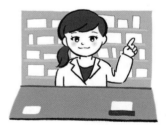

📖 引用文献

1) 康永秀生：超入門！スラスラわかる リアルワールドデータで臨床研究．金芳堂，京都，2019
2) 文部科学省，厚生労働省，経済産業省：人を対象とする生命科学・医学系研究に関する倫理指針 ガイダンス．令和3年4月16日（https://www.mhlw.go.jp/content/000769923.pdf）
3) Murad MH, Asi N, Alsawas M, et al.：New evidence pyramid. Evid Based Med 21（4）：125-127, 2016
4) EQUATOR ウェブサイト（https://www.equator-network.org/）

88002-922 JCOP

第 2 章
ランダム化比較試験

Key Point ☝

✓ ランダム化比較試験（RCT）は介入研究デザインの一種であり，医薬品の製造販売承認申請や適応拡大のための臨床試験（治験）や，医療者主導型の臨床研究として行われます．

✓ RCT では，ランダム化や盲検化など，バイアスを最小限に抑えるための工夫が行われます．

✓ RCT の論文は CONSORT 声明のチェックリストに照らし合わせて読むことが勧められます．

＜ RCT の論文のチェックポイント＞

①適格基準（組み入れ基準と除外基準）は？

②サンプルサイズの設定根拠は？

③フローチャートは？

④患者のベースラインの特徴は？

⑤主要評価項目の結果は？

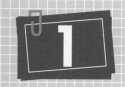

ランダム化比較試験とは

　ランダム化比較試験（randomized controlled trial，RCT）は介入研究のデザインのひとつです．研究実施者（研究者や製薬企業等）が，研究参加者の曝露の状況（どの治療を受けるか）をランダムに決めて割り付け，その後のアウトカムの発生状況を比較します．対象者がどの治療を受けるかランダムに決めることをランダム化（randomization）やランダム割り付け（random allocation）と言います．

　ランダム化によって，曝露の状況のみが異なる，似通った2群を作り出すことが期待できます．2群のアウトカムの発生状況の違いは，曝露による影響によって生じたものであると考えることができます．

　RCTは，適切に実施された場合，バイアスの影響が小さいこと（つまり，内的妥当性が高いこと）が期待できる研究デザインです．質の高いRCTは，曝露とアウトカムとの因果関係を示すためのゴールドスタンダードとされています．RCTは医薬品の製造販売承認申請や適応拡大のための臨床試験（治験）に用いられるだけでなく，医療者主導でクリニカル・クエスチョンを解明するために行われることもあります．

① RCTの実施の流れ

　RCTの一般的な流れについて，研究開始まで（図 2-1）と患者登録開始以降（図 2-2）に分けて示します．臨床研究のなかでも，RCTのような介入研究は特に，科学的に適切であるだけでなく，倫理的な配慮も求められます．例えば，明らかに有害と予想される治療を対象者に割り付けることは倫理的に許されません．

　試験開始までのプロセスとして，まず仮説・課題の定式化（PICOの作成）を行い，綿密な研究実施計画書（プロトコル；protocol）や解析

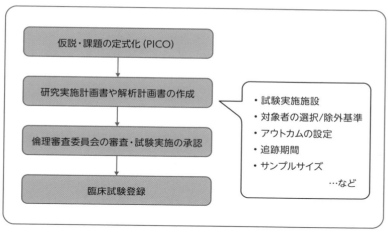

図 2-1 RCT の流れ（研究開始まで）

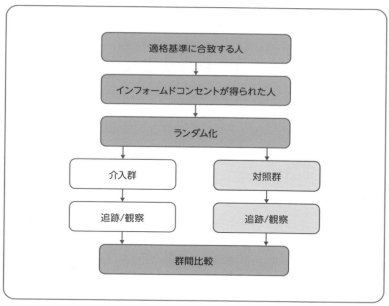

図 2-2 RCT の流れ（患者登録開始以降）

計画書（statistical analysis plan, SAP）を作成します．その後，倫理
審査委員会の審査・試験実施の承認を経て，臨床試験登録を行います．

研究計画においては，試験実施施設の選定，対象者の適格基準（eligibility

criteria）として組み入れ基準（inclusion criteria）や除外基準（exclusion criteria），主要評価項目（primary outcome）や副次的評価項目（secondary outcome），追跡期間，サンプルサイズ（sample size）などが検討されます．

　まず，試験実施施設で，選択基準を満たし，除外基準のいずれにも該当しない人を候補者とし，候補者に説明を行います．そして，候補者の自由意志によって書面による参加の同意（インフォームドコンセント；informed consent）が得られた人が，試験に組み込まれる対象者となります．対象者は，治療群と未治療群（プラセボ群），新規治療群と既存治療群，同じ薬剤で投与量の異なる群などに割り付けられます．治療をランダムに割り付けた後，アウトカムの発生状況を観察します．その後，群間でアウトカムの発生状況に違いがあるかどうかを統計学的に検定したり，効果指標を求めたりします（第1章参照）．

RCTにおけるさまざまな工夫

　RCTでは，ランダム化以外にも，バイアスの影響を最小限に抑えるため，研究計画段階からさまざまな工夫がなされます．

1）盲検化／マスク化（blinding/masking）
　割り付けられた治療を研究対象者や評価者に隠すことを意味します．割り付けられた治療を知っている（類推できてしまう）ことによって生じうる情報バイアスを防ぐために行われます．研究対象者のみの盲検化は単盲検（single-blind），研究対象者と評価者の盲検化は二重盲検（double-blind）と呼ばれます．

2）プラセボ（placebo）
　多くの臨床試験（治験）では，プラセボ（placebo）と呼ばれる偽薬が用いられます．薬を飲むという行為が心理的にポジティブな影響を与え，アウトカムを改善させることをプラセボ効果といいます．この影響を除外するために，実薬群と偽薬群の間でアウトカムを比較します．

88002-922 JCOPY

3) 追跡の努力と脱落理由の調査

RCT では，ランダム化してから数ヵ月間や数年間，ときには 10 年間以上にわたる観察が計画されることもあります．しかし，時間が経つにつれて，試験からの離脱（drop out）が発生しやすくなります．せっかくランダム化で似通った集団を作っても，片方の群でなんらかの理由によって脱落が多いと，選択バイアス（特に脱落バイアスと呼ばれます）により研究結果にバイアスが生じます．そこで，RCT では参加者に定期的に連絡を取るなど，できる限り追跡率を高める努力がなされます．また，やむを得ない離脱の場合にも，可能な限りその理由を確認します．なぜなら，離脱の理由は研究結果の解釈にあたって重要になるからです．

 ## サンプルサイズの設定

RCT のように介入を伴う臨床研究では，研究目的を達成するための過不足ない研究対象者数を設定することが，統計学的にも倫理的にも重要です．研究対象者数が本来必要な数よりも多すぎると，余分な費用や時間がかかってしまいます．逆に，研究対象者数が少なすぎると，研究を行っても意味のある結論は得られません．

サンプルサイズは，有意水準（significance level）や検出力（power），介入群と対照群における主要評価項目の発生率，追跡期間中に想定される脱落者数などの仮定に基づいて算出されます．一般的に RCT のサンプルサイズは，生物統計家や臨床家が集まって慎重に計算され，研究プロトコルや論文のなかに記載されます．

ここで，サンプルサイズ計算に関連する専門用語を整理しておきましょう．

1) 第一種の過誤（type I error），αエラー，有意水準

第一種の過誤は，真実としては帰無仮説（「比較する 2 群に違いがない」あるいは「研究における曝露とアウトカムの間に関連がない」といった仮説）が正しいのに，棄却してしまう可能性のことです．言い

換えると、「本当は有意差がないのに、有意差があるという結果が得られてしまうこと」です。この間違いの可能性を α または有意水準と呼び、第一種の過誤のことを α エラーとも言います。

2) 第二種の過誤（type II error），β エラー，検出力

第二種の過誤は、真実としては帰無仮説が間違っているのに、正しいとしてしまう可能性のことです。言い換えると、「本当は有意差があるのに、有意差がないという結果が得られること」です。この間違いの可能性を β と言い、第二種の過誤のことを β エラーとも言います。本当に有意差があるときに、しっかり有意差があるという結果が得られる可能性を検出力と言い、$1 - \beta$ で算出されます。

治験においては、本当は効果がないのに、効果があるという結果が得られてしまうと、医薬品の適切でない承認につながってしまうかもしれないため、有意水準を低く設定する必要があります。一方、製薬企業としては、本当に効果があるときに、しっかり効果があるという結果が得られる可能性（検出力）を高めておきたいと考えるでしょう。以上の理由から、治験のサンプルサイズ計算においては、α を 0.05（5 ％），検出力を 0.8（80 ％）や 0.9（90 ％）に設定することが一般的です。

実際のサンプルサイズ計算方法について深く勉強したい方は専門書をご覧ください[1]。

 CONSORTチェックリスト

RCT の論文は、報告ガイドラインである CONSORT（コンソート：Consolidated Standards of Reporting Trial）声明に従って記述されます[2]。研究フローチャート（**図 2-3**）や記載事項のチェックリスト（**表 2-1**）は、日本語版も準備されています[3]。ぜひこの機会に下記の CONSORT 声明に目を通していただき、論文の構成や記載事項を知っておいてください。論文を読む上でも非常に有用です。

CONSORT 声明を踏まえて、RCT の論文を読む際には、以下に挙

88002-922 JCOP

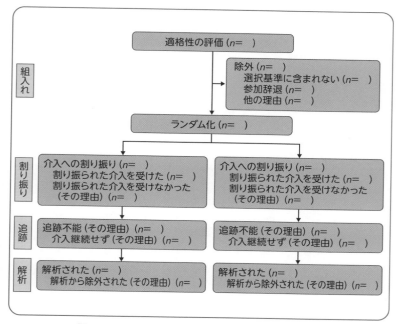

図 2-3　CONSORT 声明の研究フローチャート

(津谷喜一郎，元雄良治，中山健夫訳：CONSORT 2010 声明　ランダム化並行群間比較試験報告のための最新版ガイドライン．薬理と治療 38 (11)：939-949, 2010[3]より引用改変)

げられる特に重要なポイントをチェックしながら読んでいくとよいでしょう．

　　①適格基準（組み入れ基準と除外基準）は？
　　②サンプルサイズの設定根拠は？
　　③フローチャートは？
　　④患者のベースラインの特徴は？
　　⑤主要評価項目の結果は？

第2章　ランダム化比較試験

表 2-1　CONSORT チェックリスト

章/トピック	項目番号	チェックリスト項目
タイトル・抄録		
	1a	タイトルにランダム化比較試験であることを記載.
	1b	試験デザイン，方法，結果，結論の構造化抄録.
はじめに		
背景・目的	2a	科学的背景と論拠の説明.
	2b	特定の目的または仮説.
方法		
試験デザイン	3a	試験デザインの記述（並行群間，要因分析など），割り付け比を含む.
	3b	試験開始後の方法上の重要な変更（適格基準など）とその理由.
参加者	4a	参加者の適格基準.
	4b	データが収集されたセッティングと場所.
介入	5	再現可能となるような詳細な各群の介入. 実際にいつどのように実施されたかを含む.
アウトカム	6a	事前に特定され明確に定義された主要・副次的アウトカム評価項目. いつどのように評価されたかを含む.
	6b	試験開始後のアウトカムの変更とその理由.
症例数	7a	どのように目標症例数が決められたか.
	7b	あてはまる場合には，中間解析と中止基準の説明.
ランダム化		
順番の生成	8a	割り振り順番を作成した方法.
	8b	割り振りのタイプ:制限の詳細（ブロック化, ブロックサイズなど）.
割り振りの隠蔵機構	9	ランダム割り振り順番の実施に用いられた機構（番号付き容器など），各群の割り付けが終了するまで割り振り順番が隠蔵されていたかどうかの記述.
実施	10	誰が割り振り順番を作成したか，誰が参加者を組入れたか，誰が参加者を各群に割り付けたか.
ブラインディング	11a	ブラインド化されていた場合，介入に割り付け後，誰がどのようにブラインドかされていたか (参加者, 介入実施者, アウトカムの評価者など).
	11b	関連する場合，介入の類似性の記述.
統計学的手法	12a	主要・副次的アウトカムの群間比較に用いられた統計学的手法.

88002-922 JCOP

	12b	サブグループ解析や調整解析のような追加的解析の手法.
結果		
参加者の流れ（フローチャートを強く推奨）	13a	各群について，ランダム割り付けされた人数，意図された治療を受けた人数，主要アウトカムの解析に用いられた人数の記述.
	13b	各群について，追跡不能例とランダム化後の除外例を理由とともに記述.
募集	14a	参加者の募集期間と追跡期間を特定する日付.
	14b	試験が終了または中止した理由.
ベースライン・データ	15	各群のベースラインにおける人口統計学的，臨床的な特性を示す表.
解析された人数	16	各群について，各解析における参加者数（分母），解析が元の割り付け群によるものであるか.
アウトカムと推定	17a	主要・副次的アウトカムのそれぞれについて，各群の結果，介入のエフェクト・サイズの推定とその精度（95％信頼区間など）.
	17b	2項アウトカムについては，絶対エフェクト・サイズと相対エフェクト・サイズの両方を記載することが推奨される.
補助的解析	18	サブグループ解析や調整解析を含む，実施した他の解析の結果. 事前に特定された解析と探索的解析を区別する.
害	19	各群のすべての重要な害または意図しない効果.
考察		
限界	20	試験の限界，可能性のあるバイアスや精度低下の原因，関連する場合は解析の多重性の原因を記載.
一般化可能	21	試験結果の一般化可能性（外的妥当性，適用性）.
解釈	22	結果の解釈，有益性と有害性のバランス，他の関連するエビデンス.
その他の情報		
登録	23	登録番号と試験登録名.
プロトコル	24	可能であれば，完全なプロトコルの入手方法.
資金提供者	25	資金提供者と他の支援者（薬剤の供給者など），資金提供者の役割.

（津谷喜一郎，元雄良治，中山健夫訳：CONSORT 2010声明 ランダム化並行群間比較試験報告のための最新版ガイドライン. 薬理と治療 38（11）：939-949，2010[3] より引用改変）

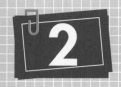

ランダム化比較試験の例

取り上げる論文

McMurray JJV, et al.：Dapagliflozin in Patients with Heart Failure and Reduced Ejection Fraction. N Engl J Med. 381 (21)：1995-2008, 2019

【タイトル和訳】

心不全で駆出率が低下した患者におけるダパグリフロジン

 はじめに

　それでは，RCT の例をみてみましょう．世界で最も影響力のある臨床医学雑誌のひとつ，*New England Journal of Medicine*（*NEJM*）誌に 2019 年に発表された論文です．

　ダパグリフロジンはナトリウム・グルコース共輸送体 2（sodium-glucose cotransporter 2，SGLT2）阻害薬のひとつであり，新規の糖尿病治療薬として開発され，国内外で承認されました．糖尿病患者においては，血糖だけでなく，血圧やコレステロールなども総合的に管理することによって，糖尿病合併症を予防し，生命予後や生活の質（Quality of life，QOL）を改善することが重要です．ただし，血糖管理によって，細小血管障害（網膜症，腎症，神経障害）や大血管障害（心血管疾患）といった合併症に対して効果が得られるには年単位の時間がかかることが知られています．

　本論文の背景にあるように，実は，2 型糖尿病患者を対象とした複数の大規模臨床試験において，SGLT2 阻害薬が単に血糖を下げるだけでなく，心不全による入院リスクを比較的早期（数ヵ月以内）に下げているという結果が観察されました．血糖管理の効果が発現するまでに時間がかかることを踏まえると，これは血糖低下による心血管系

への有益性とは異なる機序による SGLT2 阻害薬の心不全に対する効果ではないか，という仮説が生まれました．

　そこで本研究では，2 型糖尿病患者に限らず，駆出率の低下した心不全患者を対象として，SGLT2 阻害薬のひとつであるダパグリフロジンの効果について検討しています．この研究を根拠に，ダパグリフロジンは SGLT2 阻害薬が心不全に適応拡大された初めての例となりました．

 研究概要の把握

　まずタイトルと抄録から，研究概要を確認しましょう（**表 2-2**）．多

表 2-2　タイトルと抄録の和訳

タイトル	心不全で駆出率が低下した患者におけるダパグリフロジン ［の効果］
背景	2 型糖尿病患者において，SGLT2 阻害薬は，初回の心不全による入院リスクを低下させるが，それはおそらく血糖 ［低下］とは独立した機序によるものである．2 型糖尿病の有無にかかわらず，駆出率の低下を伴う心不全患者における SGLT2 阻害薬の効果についてさらなるデータが必要である．
方法	この第 3 相プラセボ対照試験では，New York Heart Association (NYHA) 分類が II, III, IV 度の心不全かつ駆出率が 40％以下の 4,744 人に対して，推奨治療に加えて，ダパグリフロジン（1 日 1 回 10 mg）またはプラセボをランダムに割り付けた．主要アウトカムは，心不全の悪化（心不全による入院あるいは経静脈治療を要する緊急受診）と心血管疾患による死亡の複合 ［アウトカム］とした．
結果	中央値で 18.2 ヵ月間 ［の観察期間中］に，主要アウトカムはダパグリフロジン群の 2,373 人中 386 人（16.3％），プラセボ群の 2,371 人中 502 人（21.2％）に発生した（ハザード比 0.74；95％信頼区間 [CI] 0.65 ～ 0.85；P<0.001）．初回の心不全悪化イベントは，ダパグリフロジン群の 237 人（10.0％），プラセボ群の 326 人（13.7％）に発生した（ハザード比 0.70；95％ CI 0.59 ～ 0.83）．心血管疾患による死亡は，ダパグリフロジン群の 227 人（9.6％），プラセボ群の 273 人（11.5％）に発生し（ハザード比 0.82；95％ CI 0.69 ～ 0.98），全死亡は，それぞれ 276 人（11.6％），329 人（13.9％）に発生した（ハザード比 0.83；95％ CI 0.71 ～ 0.97）．糖尿病患者での結果は，非糖尿病患者と同様であった．体液量減少，腎機能障害，低血糖に関連する有害事象の頻度は群間で差はみられなかった．
結論	駆出率の低下を伴う心不全患者において，糖尿病の有無にかかわらず，心不全悪化と心血管疾患による死亡のリスクは，プラセボ群に比べダパグリフロジン群で低かった．

注：［ ］内は，本書の執筆者による補足

くの抄録は，必要な情報を短時間で把握できるよう，見出しを付けた構造化抄録（structured abstract）の形で記述されます．見出しは基本的には雑誌の規定によりますが，*NEJM* 誌では最も基本的な IMRAD（Introduction, Methods, Results And Discussion）型の構造化抄録が採用されています．本研究の研究デザインは RCT であることが抄録からわかります．抄録では，主要評価項目は何か，その結果はどうであったか，その結果に基づいてどのような結論が導き出されているかを確認しておくとよいでしょう．

なお，New York Heart Association（NYHA）分類とは，心不全の重症度評価に広く用いられる方法のひとつです．II 度は身体活動に制約があり，階段上昇などの際に，呼吸困難，狭心痛，疲労，動悸などが生じる程度であり，III 度，IV 度はそれよりも重度です．

複合アウトカムは，2 つ以上のアウトカムから構成され，そのうちのどれかひとつでも発生した場合にイベント発生と判定されます．ここで，リサーチ・クエスチョンを PICO の形にまとめると，表 2-3 のようになります．

表 2-3　PICO

P（Patients/Participants）：患者/対象者	駆出率の低下を伴う心不全患者
I（Intervention）：介入	ダパグリフロジン（1 日 1 回 10 mg）
C（Comparison/Control）：比較対照	プラセボ
O（Outcome）：アウトカム	心不全の悪化と心血管疾患による死亡の複合アウトカム

 ポイント解説

それでは，ここから各ポイントの解説に移ります．論文のなかで，該当する部分の英語本文と和訳を示し，要点を解説します．

88002-922 JCOP

① 適格基準 (組み入れ基準と除外基準) は？

・Methods – Patients 1 段落目

"Eligibility requirements included an age of at least 18 years,an ejection fraction of 40％ or less, and New York Heart Association (NYHA) class Ⅱ, Ⅲ, or Ⅳ symptoms. Patients were required to have a plasma level of N-terminal pro-B-type natriuretic peptide (NT-proBNP) of … (以下略)."

和訳：適格性の要件は，18 歳以上，駆出率 40％以下，NYHA 分類でⅡ度，Ⅲ度，またはⅣ度の症状である．患者は血漿 NT-proBNP 値が上昇している必要がある．

・Methods – Patients 2 段落目

"Patients were required to receive standard heart-failure device therapy (an implantable carioverter-defibrillator, cardiac resynchronization therapy, or both) and standard drug therapy, including… (以下略)."

和訳：患者は，標準的な心不全デバイス治療や標準的な薬物治療を受けていることが求められる．

・Methods – Patients 3 段落目

"Exclusion criteria included recent treatment with or unacceptable side effects associated with an SGLT2 inhibitor, type 1 diabetes mellitus, symptoms of hypotension or a systolic blood pressure of less than 95 mm Hg, and an estimated glomerular filtration rate (eGFR) below 30 ml per minute per 1.73 m^2 of body-surface area (or rapidly declining renal function)."

和訳：除外基準は，SGLT2 阻害薬による最近の治療あるいは許容できない副作用，1 型糖尿病，低血圧症状あるいは収縮期血圧 95 mmHg 未満，eGFR が 30 mL/min/ 体表面積 1.73 m^2 未満（ある

いは急速な腎機能の低下）が含まれる.

　研究対象者の選定について，適格（eligible, eligibility），選択（select, selection），組み入れ（include, inclusion），除外（exclude, exclusion），基準（criterion, criteria），必要（require, requirement）といった単語を用いて記述されます．これらは研究デザインにかかわらず，研究対象者の選定に関する記述において一般的に用いられます.

　研究対象者は心不全患者であり，さらに対象とする心不全の詳細な基準が設定されています．なお，血漿 NT-proBNP 値とは，心不全により上昇する血漿バイオマーカーの1つです．一方，これらの選択基準を満たす患者であっても，除外基準を満たす18歳未満，1型糖尿病や腎機能低下の患者は本研究の対象には含まれません.

　ここで重要な視点として，これらの組み入れ基準・除外基準が，本研究の限界（limitation）の1つである一般化可能性（generalizability）あるいは外的妥当性（external validity）の問題に直結することが挙げられます．すなわち，本研究結果は，組み入れ基準・除外基準を満たさなかった患者，例えば腎機能が低下している患者にあてはまるかどうか不明です．また，後述する患者のベースラインの特徴を見ると，複数の併存疾患を有する高齢者などは少ないことがわかります．つまり，このような患者に本研究の知見があてはまるかどうか不明です.

②サンプルサイズの設定根拠は？

・Methods – Statistical analysis 1 段落目
"We calculated that 844 primary outcome events would provide the trial with a power of 90% to detect a hazard ratio of 0.80 for the comparison between dapagliflozin and placebo, using a two sided alpha level of 0.05. With an expected annual event incidence of 11% in the placebo group, we estimated that the enrollment of approximately 4500 patients would provide the required number of primary

88002-922 JCOP

events, based on an anticipated recruitment period of 18 months and an average follow-up period of approximately 24 months."

和訳：我々は，両側有意水準5%とすると，844例の主要アウトカムの発生があれば，ダパグリフロジンとプラセボの間のハザード比 0.80［の効果］を検出力 90%で検出できると計算した．プラセボ群での主要アウトカムの発生は 1 年間で 11%，登録期間を18ヵ月，平均追跡期間を約 24ヵ月とすると，全体で約 4,500 人の登録が必要であると見積もった．

　RCT の論文を読む際には，サンプルサイズがどのように見積もられたのか，そして結果的にその見積もりがうまくいったか，確認しておくとよいでしょう．

　まず，有意水準が 0.05（5%），検出力が 0.9（90%）と設定されていることが読み取れます．そして，ハザード比 0.80 は，ダパグリフロジンによって主要アウトカムの発生を 8 割にすることができることを意味します．ここでは特に文献や資料の引用はされていないものの，おそらく過去の何かしらの研究を参考に，この程度の効果がダパグリフロジンに期待できると見積もったのでしょう．

　以上の仮定によって，主要アウトカムの発生が 844 例あれば本研究の目的（ダパグリフロジンが心不全に効果があると示すこと）を統計学的に達成できると計算されたようです．歴史的にさまざまなサンプルサイズ計算式が提唱されており [1]，そのなかの 1 つを使って計算したと思われます．

　さらに，サンプルサイズ計算に必要な仮定が，対照群（本研究ではプラセボ群）の主要アウトカムの発生頻度です．ここでは，おそらく過去の研究から，年間で 11%と見積もっています．平均追跡期間を約 24ヵ月（2 年間）と予定した場合，単純計算で 1 年目は 11%，2 年目は（100% − 11%）× 0.11 = 9.8%，合わせて 20%強のプラセボ群の患者に主要アウトカムが生じることになります．なお，ハザード比が 0.8 の場合，単純計算でその 8 割，つまり 16%強のダパグリフロ

ジン群の患者が主要アウトカムを生じることになるでしょう.

　以上から，全体で約4,500人（ダパグリフロジン群2,250人，プラセボ群2,250人）の登録があれば，主要アウトカムの発生が合計844例は超えるだろうと計算されたようです.

　ここで簡単に，このサンプルサイズ計算が適切であったのかどうか，抄録の結果と照らし合わせてみましょう．抄録には「中央値で18.2ヵ月間の観察期間中に，主要アウトカムはダパグリフロジン群の2,373人中386人（16.3％），プラセボ群の2,371人中502人（21.2％）に発生した（ハザード比0.74；95％CI 0.65〜0.85；$P < 0.001$）」とありますから，プラセボ群の主要アウトカム発生頻度は，ほぼ期待どおりであったことが読み取れます．一方，観察期間は期待していた平均24ヵ月よりは少し短くなってしまいました．しかし，ハザード比0.74は，期待していたダパグリフロジンの効果よりも，さらによいものでした．以上から，結果的に，予定していたサンプルサイズで有意差を示すことができたわけです.

③フローチャートは？

・Results – Patients 1 段落目
"From February 15, 2017, through August 17, 2018, a total of 4744 patients were randomly assigned to receive either dapagliflozin or matching placebo at 410 centers in 20 countries (Fig. 1)."
和訳：2017年2月15日から2018年8月17日まで，20ヵ国410施設で，合計4,744名の患者がダパグリフロジンまたはプラセボのいずれかにランダムに割り付けられた（Fig. 1）.

・Results – Patients 2 段落目
"Dapagliflozin was stopped for reasons other than death in 249 patients and placebo was stopped in 258 patients (10.5% vs. 10.9%, P = 0.71). At the last assessment, 2039

of the patients who were still taking dapagliflozin (98.1％) continued to receive the 10-mg daily dose；1993 patients (98.2％) were receiving the equivalent dose of placebo."

和訳：死亡以外の理由での中止は，ダパグリフロジン群で 249 人，プラセボ群で 258 人であった（10.5％ vs 10.9％，P=0.71）．最終評価時点で，ダパグリフロジン群の 2,039 人（98.1％），プラセボ群の 1,993 人（98.2％）が 10 mg/ 日の治療を継続していた．

　結果のフローチャートが論文の Figure 1 に示されています．8,134 人がスクリーニング（適格基準との照らし合わせ）の対象となり，そのうち 4,744 人が研究対象者としてランダム化されています．ランダム化後，ダパグリフロジン群が 2,373 人，プラセボ群が 2,371 人と，各群の対象者数はほぼ同数となっています．

　追跡中に，ダパグリフロジン群は 249 人，プラセボ群は 258 人と，各群ほぼ同数の患者が割り付けられた治療を中止しています．一般に副作用が多く発生するような医薬品の臨床試験では治療群での脱落が多くなることがありますが，今回の研究ではそういったことはなさそうです．追跡が不完全あるいは生死が不明な患者は各群 1 ％未満であり，追跡状況も良好であると言えます．

Column　さまざまなランダム化の方法

　ランダム化の最も単純な手法は，患者を治療群とプラセボ群に 1：1 にランダムに割り付けることです．しかし，ランダム化が結果的にうまくいく可能性をより高めるために，層別ランダム化 (stratified randomization) やブロックランダム化 (block randomization) など，さまざまな発展的手法が提案されてきました．本研究では，層別ランダム化とブロックランダム化が組み合わされており，まず糖尿病の有無で患者を分けた後，糖尿病あり群となし群それぞれでブロックランダム化が行われています．

　層別ランダム化は，2 群間で重要な背景因子のバランスがより確実に取れるようにするために行われます．一般的に，研究のサンプルサ

イズが大きい場合には，重要な背景因子（今回の研究では，２型糖尿病の有無）のバランスは自然に取れる可能性は高いと考えられます．しかし，それでも層別ランダム化をあらかじめ行うことで，その背景因子が２群間で同程度になることが保証されます（**図 2-4**）．

　ブロックランダム化は，あらかじめ人数を決めた「ブロック」を作っておき，ランダムに選ばれたブロックに従って，患者を割り付ける方法です．例えば，１ブロックあたり４人とする場合，試験薬をT，対照薬をCとすると，TTCC，TCTC，TCCT，CTTC，CTCT，CCTT の６通りの割り付けブロックの組み合わせがあり得ます．ある医療機関で最初の４人の研究参加者について「TTCC」のブロックが選ばれた場合には，１人目にT，２人目にT，３人目にC，４人目にCを割り付けます．そして，また次の４人の研究参加者については，新たにブロックをランダムに選び，そのブロックにしたがって患者を割り付けます．ブロックランダム化によって，結果的に２群の人数をほぼ同数にできることが保証されます．研究によっては，次の参加者がどちらに割り付けられるか予測できてしまうことを予防するため，数の異なるブロックを混ぜて使うこともあります．

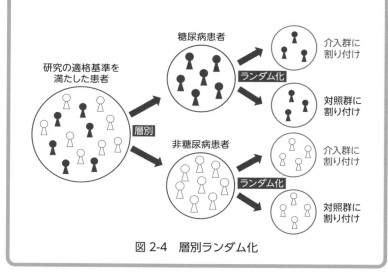

図 2-4　層別ランダム化

88002-922 **JCOPY**

④患者のベースラインの特徴は？

> ・Results – Patients 1 段落目
>
> "The characteristics of the patients and the therapies for heart failure were well balanced between the trial groups at baseline (Table 1). At screening, 42% of the patients in each trial group had a history of type 2 diabetes, and an additional 3% of the patients in each group received a new diagnosis of diabetes."
>
> 和訳：ベースライン時の患者および心不全の治療については，群間でよくバランスが取れていた (Table 1)．各群42％の患者が2型糖尿病の既往を有しており，新たに3％が [研究のスクリーニングとランダム化の際に] 糖尿病の診断を受けた．

　実際に解析の対象となった患者のベースライン（追跡開始時）の特徴について，論文の Table 1 と結果本文の冒頭に要約されており，人口統計学的特性（年齢，性別，人種），既往歴，心不全治療薬や血糖降下薬など，群間でよくバランスが取れていたと評価されています．特に，糖尿病の既往については，層別ランダム化（コラム参照）の意図したとおり，各群41.8％とほぼ一致しています．このように，ランダム化が成功し，2群の特徴がほぼ同じ状況が作り出せれば，後は単純にアウトカムを比較するだけで，検討したい医薬品の効果が見られるというわけです．

⑤主要評価項目の結果は？

> ・Methods – Outcomes 1 段落目
>
> "The primary outcome was a composite of worsening heart failure or death from cardiovascular causes. An episode of worsening heart failure was either an unplanned hospitalization or an urgent visit resulting in intravenous therapy for heart failure."

和訳：**主要評価項目**は，心不全の悪化と心血管疾患による死亡の複合アウトカムである．心不全の悪化は予定外入院あるいは心不全による経静脈治療を要する緊急受診とした．

・Results – Outcomes 1 段落目

"**The primary composite outcome of worsening heart failure** (hospitalization or an urgent visit resulting in intravenous therapy for heart failure) **or death from cardiovascular causes** occurred in 386 patients (16.3%) in the dapagliflozin group and in 502 patients (21.2%) in the placebo group (**hazard ratio, 0.74 ; 95% confidence interval [CI], 0.65 to 0.85** ; $P < 0.001$) (Table 2 and **Fig. 2A**)."

和訳：**主要複合アウトカムである心不全の悪化あるいは心血管疾患による死亡**は，ダパグリフロジン群の 386 人（16.3%），プラセボ群の 502 人（21.2%）であった（**ハザード比 0.74 ; 95%CI 0.65 ～ 0.85** ; $P < 0.001$）（Table 2 and **Fig. 2A**）．

1）主要評価項目と副次的評価項目の違い

　本研究の主要評価項目（primary outcome, primary endpoint）を確認しておきましょう．一方，副次的評価項目は "secondary" や "other" といった単語から見つけることができます．なお，RCT は主要アウトカムへの影響を実証するために計画され，副次的アウトカムはあくまで参考や仮説生成という位置づけになります．主要アウトカムへの影響が望むものではなかった場合に，副次的アウトカムの結果を強調している論文も多々あります．これは "spin" と呼ばれており，不適切な記述と見なされます．

2）本研究で求められた頻度指標

　頻度指標としては両群の発生割合を算出しており，ダパグリフロジン群は 16.3%（386 人 /2,373 人），プラセボ群は 21.2%（502 人 /2,371 人）と記載されています．しかし，厳密には，この発生割合は参考値

88002-922 JCOPY

程度のもので，正確ではありません．なぜなら，参加者全員が同じ期間観察されたわけではなく，また患者によって途中で脱落する人がいたからです．そのためか，本論文では，両群の発生割合を直接比較するための検定を行って P 値を求めるようなことは行われていません．

3) カプランマイヤー曲線の読み方

そこで，各参加者の観察期間が異なることを考慮するために，生存時間解析（本研究ではカプランマイヤー法，および単変量コックス回帰分析）によって，アウトカムの発生状況を比較しています．生存時間解析では，アウトカムが発生するかどうかだけではなく，観察を開始してからどれくらいの時間でアウトカムが発生するかも考慮されます．

ここで，一般的なカプランマイヤー曲線の読み方を説明します（図2-5）．図には，横軸（X軸）を追跡開始からの時間，縦軸（Y軸）を累積発生割合（cumulative incidence proportion）として，比較する2群（以上）のアウトカムの発生を示す曲線が描かれます．なお，カプランマイヤー法では，縦軸の0％から始まり徐々に増える曲線（累積発生割合）を描く場合と，100％から始まり徐々に減る曲線（1－累積発生割合）を描く場合があり，これらは実質的に同じことを意味します．後者をカプランマイヤー曲線（Kaplan-Meier curve）と呼ぶことが多いようです．また，カプランマイヤー曲線は「生存曲線（survical curve）」とも呼ばれますが，必ずしも研究上のアウトカムは「生存」に限りません．

通常，横軸の下には，追跡時間ごとのリスク集団の人数（Number at risk）が記されています．これは，その時点でまだイベントが発生しておらず，（死亡や離脱による）追跡の中止も起こっていない，その後イベントを発生する可能性がある人数です．追跡時間が経過するにつれ，リスク集団の人数は減っていきます．

一般に，リスク集団の人数が減るにつれ，データのばらつきが大きくなり精度が落ちるため，2群（以上）を見比べる際にはグラフの後ろのほうに着目するのではなく，全体的な傾向をみるようにしましょう．なお，全体的な傾向に統計学的に有意な群間差が見られるか検定する

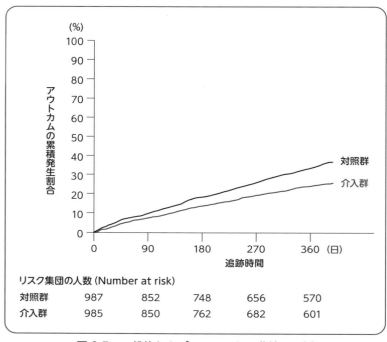

図 2-5　一般的なカプランマイヤー曲線の一例
カプランマイヤー曲線やリスク集団の人数は仮想的に作成

方法が，ログランク検定（log-rank test）です．

　同様に，本論文の Figure 2A も参照してください．主要アウトカムである心不全の悪化と心血管疾患による死亡の複合アウトカムについて，横軸に時間（月数），縦軸に累積発生割合（%）が示されています．リスク集団の人数については，追跡開始時点では，割り付けられたとおりダパグリフロジン群 2,373 人，プラセボ群 2,371 人となっています．時間が経過するにつれ，その人数は減り，例えば 12 ヵ月後にはそれぞれ 2,002 人，1,917 人となっています．2 群のカプランマイヤー曲線を見比べると，一貫して，プラセボ群に比べて，ダパグリフロジン群で主要アウトカムの発生が少なくなっています．

88002-922 JCOPY

4）本研究で求められた効果指標

　カプランマイヤー法はあくまで図示が目的ですから，効果指標を求めるために，単変量コックス回帰分析も行われています．多くのRCTではランダム化により交絡因子の影響はないことが期待できるため，統計解析の際に交絡因子を調整する多変量回帰分析を行うことは稀です．ただし，2群に大きな違いが認められてしまった因子については，事後（post-hoc）的に統計解析で調整しているRCTも見られます．

　単変量コックス回帰分析の結果，ハザード比が0.74（95％CI 0.65 ～ 0.85）ということから，プラセボ群に比べ，ダパグリフロジン群ではアウトカムの起こりやすさ（相対リスク）が0.74倍（74％）であることを意味しています．これを，「26％の相対リスク減少（relative risk reduction, RRR）」と表現することもあります．

　また，本研究ではハザード比の95％CIと共にP値が示されています．このP値も，帰無仮説（本研究ではダパグリフロジン群とプラセボ群にアウトカムの違いがない，あるいは，ダパグリフロジンとアウトカムの間に因果関係がない）のもと，本研究結果が認められる確率を意味します．$P < 0.001$であることから，本研究結果が偶然認められる可能性は極めて低い，つまりダパグリフロジン群とプラセボ群に違いがあると思ってよいだろう，という解釈になります．なお，統計学的には，ハザード比の95％CIが1をまたいでいないことと，$P < 0.05$であることは同義です．

　以上のように，主要評価項目の結果をもとに，ダパグリフロジンは心不全患者に有効と結論づけられました．

 ## おわりに

　RCTは，綿密な計画と厳格な実施により，質の高い（内的妥当性の高い）エビデンスを提供します．従来，RCTは医薬品の効果を実証するためのゴールドスタンダードとされています．ただし，多くの場合，その一般化可能性あるいは外的妥当性は限定的であり，RCTの結果

を目の前の患者に直接あてはめられるかどうか，慎重に判断する必要があります．

　このような従来の RCT の欠点を補完するため，最近では対象者の適格基準をそこまで厳格にしない「実際的（プラグマティック；pragmatic）」な臨床試験を行って，より幅広い実臨床の患者にあてはめることができるエビデンスをめざす風潮が見られます．

　さらに，次章から取り上げるリアルワールドデータを用いた観察研究が台頭し，RCT に含まれにくい患者（例：高齢者や合併症を多く持つ患者）に薬が投与された場合に，どのような効果や副作用が認められるかなど，RCT から得られる知見を補完することが積極的にできる時代になりました．医療者にとっても製薬企業にとっても，臨床試験（治験）が成功し製造販売承認や適応拡大となったらゴールではなく，その後も医薬品使用の最適化をめざして臨床研究は続けられます．

Column　治療必要数を計算してみよう

　本研究において，治療群の相対リスク（ハザード比）は 0.74 でした．つまり，ダパグリフロジンによって 26%の相対リスク減少（RRR）が得られることになります．一方，本研究では絶対リスク（absolute risk）には明確には触れられていません．しかし，CONSORT 声明では，治療の絶対リスクへの影響も報告することが推奨されています．そこで，論文内の情報を使って，絶対リスクへの影響，さらにそこから治療必要数（number needed to treat, NNT）を算出してみましょう．NNT は，1 人の治療効果を得るには何人の治療を行う必要があるかを表す指標で，NNT が小さいと治療が効果的であると言えます．

　絶対リスク減少（absolute risk reduction, ARR）は，プラセボ群の主要アウトカムの発生割合（21.2%）からダパグリフロジン群の発生割合（16.3%）を引くことにより，4.9%と算出できます．さらに，その逆数を取ると NNT が 20.4（= 1/0.049）と算出することができました．これは約 20 人の（本研究に含まれたような特徴を持つ）患者にダパグリフロジンを試験計画通りに投与すると，1 件のアウトカムを減らせることを意味します．その価値や意義の判断は立場にも

88002-922 JCOP

よりますが，心不全の予後を劇的に改善する治療薬が乏しい現状を考慮すると，ダパグリフロジンが駆出率の低下した心不全患者の予後を改善する効果は高いと考えてよいでしょう．

📖 引用文献

1) 永田靖：サンプルサイズの決め方（統計ライブラリー）．朝倉書店，東京，2003
2) Schulz KF, Altman DG, Moher D, CONSORT Group：CONSORT 2010 statement：updated uidelines for reporting parallel group randomised trials. BMJ 340：c332, 2010
3) 津谷喜一郎，元雄良治，中山健夫訳：CONSORT 2010 声明　ランダム化並行群間比較試験報告のための最新版ガイドライン．薬理と治療 38 (11)：939-949, 2010

第 3 章

横断研究

Key Point 👊

✓ 横断研究は、ある一時点や一連の期間において、研究対象者における疾患の有病割合や医薬品の処方割合などを記述する研究デザインです。横断研究は、医薬品の処方が診療ガイドラインに準拠しているかを評価したり、地域差や施設間差、経年的な変化を評価したりするような研究に向いています。

✓ 横断研究は、興味のある曝露因子とアウトカムを同時に測定し、その関連を評価する分析的研究に用いられることもあります。しかし多くの場合、曝露とアウトカムの時間的前後関係は不明であり、曝露因子とアウトカムの間の因果関係を証明することはできません。

✓ 横断研究などの観察研究の論文は、論文報告ガイドラインであるSTROBE 声明のチェックリストに照らし合わせて読むことが勧められます。

<記述的な横断研究の論文のチェックポイント>

①研究の目的と仮説は？

②研究のセッティング (時期や場所) は？

③研究対象集団は？

④横断的評価の時間間隔は？

⑤主な結果は？

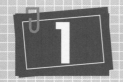

横断研究とは

 横断研究の概要

　横断研究 (cross-sectional study) は，ある一時点や一連の期間において，研究対象者における疾患の有病割合や医薬品の処方割合等を記述したり，曝露因子とアウトカムを同時に測定し関連を評価したりするような研究デザインです (図 3-1)．ただし，多くの場合，曝露とアウトカムの時間的な前後関係が明確ではないため，曝露因子とアウトカムの間の因果関係を議論する目的に横断研究を行うことはおすすめできません．横断研究の論文で因果関係に踏み込んだ議論が論文中に認められた場合には，批判的に解釈しましょう．

　一方で，本章で取り上げる論文のように，ガイドラインに沿った治

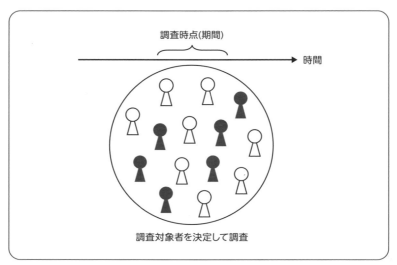

図 3-1　横断研究

療が行われているかを評価することが研究の目的である場合や，ヘルスサービスの地域差や施設間差を検討することが研究の目的である場合には，横断研究が必要十分な研究デザインと考えられます．また，疾患の有病割合や医薬品の処方パターンの経時的変化をみることが研究の目的である場合には，**繰り返し横断研究 (repeated cross-sectional study)** が行われることもあります．

横断研究の実施の流れ

　横断研究の実施にあたっては，新たに調査項目を設定しデータを収集する一次データ収集（primary data collection）だけでなく，既存の調査結果や，診療や業務管理目的で収集された情報の二次データ収集（secondary data collection）を行うこともあります．後者の場合には，すでに調査された項目は限られているため，研究目的を達成するために必要不可欠なデータが測定されているかどうか，あらかじめ確認する必要があります．

横断的評価の時間間隔

　横断研究は一般的に，ある一時点や一連の期間での状況を評価するものであり，ある特定の1日でなくてもかまいません．幅を持った評価期間中（例：3ヵ月間，1年間）での対象者の状況を調べることもよくあるため，論文を読む際には評価の時間間隔（time interval）を確認するようにしましょう．

　評価の時間間隔によって研究結果が大きく左右される可能性にも注意が必要です．例えば，抗菌薬や抗不安薬など間欠的に処方される医薬品については，ある1日に絞って治療中の人を対象とするよりも，1年間のうち1回でも治療された人のほうが必然的に多くなります．複数の横断研究の結果を見比べる際には，各研究における時間間隔の定義の違いに注意しましょう．

　さらに，横断研究にはバリエーションがあり，時点や期間（の長さ）

が患者ごとに異なる場合もあります．例えば，初めて糖尿病と診断された「時点」の患者の特徴を記述する横断研究では，ある患者は2013年5月1日の「時点」，別の患者は2015年12月15日の「時点」といったように，「時点」が患者ごとに異なってもかまいません．また，一回の入院「期間」中に行われた治療を記述する横断研究では，ある患者は6日間の入院「期間」，別の患者は15日間の入院「期間」といったように，「期間」の長さが患者ごとに異なる場合があります．

　なお，本章で紹介する研究は，一人の患者に生じた感染症に対する一連の抗菌薬処方期間を1つの単位とみなした横断研究になります．

繰り返し横断研究

　定期的に（例えば1年に1回）横断研究を繰り返して，その結果をまとめて観察することで，過去から現在に至るまでの変化等を把握することもできます．このような手法は繰り返し横断研究と呼ばれます（図3-2）．この場合，調査ごとに調査対象者を新たに設定するため，同一の個人が続けて研究対象となるとは限りません．なお，同一の個人に対して追跡調査を行う研究デザインは，コホート研究にあたります．日本における繰り返し横断研究の例としては，国民生活基礎調査

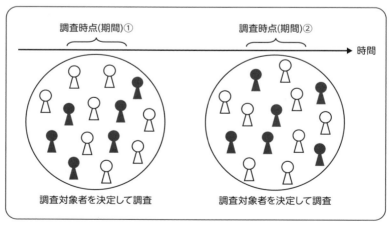

図 3-2　繰り返し横断研究

88002-922 JCOP

や国民健康・栄養調査などを用いた研究が挙げられます．

STROBEチェックリスト

　ここで，観察研究のための報告ガイドラインであるSTROBE（ストロー
ブ：Strengthening the Reporting of Observational Studies in
Epidemiology Statement）声明のチェックリストを確認しましょう（**表
3-1**）[1]．STROBE 声明は 2007 年に開発され，日本語を含む多くの言
語に翻訳されています[2]．STROBE チェックリストは，横断研究，
コホート研究，症例対照研究に対応しています．チェックリストの各
項目が最もよくあてはまるのはコホート研究でしょう．

　横断研究では，チェックリストのすべての項目を満たすことはでき
ません．例えば，本章で紹介する研究では抗菌薬の処方というアウト
カムのみの評価であり，曝露因子や交絡因子はそもそも定義されてい
ません．しかし，タイトル・抄録，セッティング，参加者，主な結果
といった観察研究を読むための基本事項について押さえることは重要
ですから，横断研究でもこのSTROBE チェックリストを念頭に論文
を読んでいきましょう．

　以上を踏まえて，記述的な横断研究の論文を読むときに特に重要な
チェックポイントを 5 つ挙げます．

　①研究の目的と仮説は？
　②研究のセッティング（時期や場所）は？
　③研究対象集団は？
　④横断的評価の時間間隔は？
　⑤主な結果は？

表 3-1　STROBE チェックリスト

章／トピック	項目番号	チェックリスト項目
タイトル・抄録	1a	タイトルまたは抄録のなかで，試験デザインを一般に用いられる用語で明示.
	1b	抄録では，研究で行われたことと明らかにされたことについて，十分な情報を含み，かつバランスのよい要約を記載.
はじめに		
背景/論拠	2	研究の科学的な背景と論拠を説明.
目的	3	特定の仮説を含む目的を明記.
方法		
研究デザイン	4	研究デザインの重要な要素を論文のはじめの部分で示す.
セッティング	5	セッティング，実施場所のほか，基準となる日付については，登録，曝露，追跡，データ収集の期間を含めて明記.
参加者	6a	・コホート研究：適格基準，参加者の母集団，選定方法を明記. 追跡の方法についても記述. ・症例対照研究:適格基準, 参加者の母集団, 症例（ケース）の確定方法と対照（コントロール）の選択方法を示す. 症例と対照の選択における論拠を示す. ・横断研究：適格基準，参加者の母集団，選択方法を示す.
	6b	・コホート研究：マッチング研究の場合，マッチングの基準，曝露群と非曝露群の各人数を記載. ・症例対照研究：マッチング研究の場合，マッチングの基準,症例（ケース）あたりの対照（コントロール）の人数を記載する.
変数	7	すべてのアウトカム，曝露，予測因子，潜在的交絡因子，潜在的な効果修飾因子を明確に定義. 該当する場合は，診断方法を示す.
データ源/測定方法	8	関連する各因子に対して，データ源，測定・評価方法の詳細を示す. 二つ以上の群がある場合は，測定方法の比較可能性を明記.
バイアス	9	潜在的なバイアス源に対応するためにとられた措置があればすべて示す.
研究サイズ	10	研究サイズがどのように算出されたかを説明.
量的変数	11	量的変数の分析方法を説明する. 該当する場合は，どのグルーピングがなぜ選ばれたかを記載する.
統計・分析方法	12a	交絡因子の調整に用いた方法を含め，すべての統計学的方法を示す.

88002-922 JCOP

12b	サブグループと交互作用（interaction）の検証に用い たすべての方法を示す.
12c	欠損データをどのように扱ったかを説明.
12d	・コホート研究：該当する場合は，脱落例をどのよう に扱ったかを説明. ・症例対照研究：該当する場合は，症例（ケース）と 対照（コントロール）のマッチングをどのように行っ たかを説明. ・横断研究：該当する場合は，サンプリング方式を考 慮した分析法について記述.
12e	あらゆる感度分析の方法を示す.

結果

参加者

13a	研究の各段階における人数を示す(例：潜在的な適格者数, 適格性が調査された数, 適格と確認された数, 研究に組入 れられた数, フォローアップを完了した数, 分析された数).
13b	各段階での非参加者の理由を示す.
13c	フローチャートによる記載を考慮.

記述的データ

14a	参加者の特徴（例：人口統計学的，臨床的，社会学的 特徴）と曝露や潜在的交絡子の情報を示す.
14b	それぞれの変数について，データが欠損した参加者数 を記載.
14c	コホート研究：追跡期間を平均および合計で要約.

アウトカムデータ

15	・コホート研究：アウトカム事象の発生数や集約尺度 の数値を経時的に示す. ・症例対照研究：各曝露カテゴリーの数，または曝露 の集約尺度を示す. ・横断研究：アウトカム事象の発生数または集約尺度 を示す.

おもな結果

16a	未調整の推定値と，該当する場合は交絡因子での調整 後の推定値，そしてそれらの精度（例：95％信頼区間） を記述. どの交絡因子が，なぜ調整されたかを明確に する.
16b	連続変数がカテゴリー化されているときは, カテゴリー 境界を報告する.
16c	意味のある場合は，相対リスクを，意味をもつ期間の 絶対リスクに換算することを考慮.

他の解析

17	その他に行われたすべての分析（例：サブグループと 交互作用の解析や感度分析）の結果を報告.

考察

鍵となる結果

18	研究目的に関しての鍵となる結果を要約.

限界	19	潜在的なバイアスや精度の問題を考慮して，研究の限界を議論．潜在的バイアスの方向性と大きさを議論．
解釈	20	目的，限界，解析の多重性，同様の研究で得られた結果やその他の関連するエビデンスを考慮し，慎重で総合的な結果の解釈を記載．
一般化可能性	21	研究結果の一般化可能性（外的妥当性）を議論．
その他の情報		
研究の財源	22	研究の資金源，本研究における資金提供者の役割を示す．該当する場合には，現在の研究の元となる研究についても同様に示す．

〔上岡洋晴，津谷喜一郎：疫学における観察研究の報告の強化（STROBE 声明）－観察研究の報告におけるガイドライン－．臨床研究と疫学研究のための国際ルール集（中山健夫，津谷喜一郎編著）．ライフサイエンス出版，東京，p.202-209，2008[2)]より引用改変〕

88002-922 JCOPY

2 横断研究の例

Pouwels KB, et al.：Duration of antibiotic treatment for common infections in English primary care：cross sectional analysis and comparison with guidelines. BMJ 364：l440, 2019

【タイトル和訳】

イングランドのプライマリケアにおける，よくみられる感染症に対する抗菌薬治療の期間：横断的な分析とガイドラインとの比較

 はじめに

　それでは，横断研究の例をみてみましょう．2019 年に英国医師会の発刊する *British Medical Journal*（*BMJ*）誌より発表された論文で，プライマリケアでよくみられる感染症に対する抗菌薬の処方期間について評価した研究です．英国のプライマリケア（かかりつけ医）の抗菌薬の処方実態を示すとともに，ガイドラインによる推奨期間との比較が行われています．

　背景知識として，抗菌薬が効かない「薬剤耐性」（antimicrobial resistance，AMR）の問題は，世界中の公衆衛生における最重要課題のひとつです．その拡大を防ぐため，抗菌薬の適正使用への取り組み（antimicrobial stewardship）が進められています．薬剤耐性菌は，細菌等の変異によって自然に生じる可能性があります．抗菌薬の使用量が増えるほど，細菌の生存戦略として薬剤耐性菌の出現リスクが高まることから，AMR に対しては抗菌薬の不適切な使用を減らすことが肝要です．

　抗菌薬の不適切な使用は主に 2 タイプに分けられます．まず 1 つ目

は，ウイルス性の風邪に対して抗菌薬を出してしまうことです．一般にウイルスに対して抗菌薬は効果を示しませんので，不適切な処方とみなされます．2つ目は，細菌性の感染であっても，細菌を倒すのに必要以上の長い期間，抗菌薬を使ってしまうことです．この必要期間は，国内外の種々のガイドラインに記載されています．本研究では，2つ目の抗菌薬不適切処方，つまり抗菌薬の処方期間が長いことで抗菌薬が必要以上に使われているのではないかという疑問について，英国のプライマリケアデータベース（The Health Improvement Network，THIN）の記録と既存のガイドライン（Public Health England 2013 guidance）とを照らし合わせて検討しています．

 研究概要の把握

　まずタイトルと抄録を確認しましょう（**表 3-2**）．なお，*BMJ* 誌では，第 2 章で取りあげた *NEJM* 誌のような IMRAD（Introduction, Methods, Results And Discussion）型の構造化抄録ではなく，Methods にあたる部分が細かく分割された形（デザイン，設定，参加者，主なアウトカム評価項目）が採用されています．

表 3-2　タイトルと抄録の和訳

タイトル	イングランドのプライマリケアにおける，よくみられる感染症に対する抗菌薬治療の期間：横断的な分析とガイドラインとの比較
目的	イングランドのプライマリケアでよくみられる感染症に対する抗菌薬治療の治療期間について評価し，また，ガイドラインによる推奨期間との比較を行うこと
デザイン	横断研究
設定	The Health Improvement Network データベースに 2013〜2015 年に協力している一般診療所
参加者	次の感染症に対して抗菌薬が処方された 931,015 件の受診（consultation）：急性副鼻腔炎，急性咽頭痛，急性咳嗽・急性気管支炎，肺炎，慢性閉塞性肺疾患（COPD）の急性増悪，急性中耳炎，急性膀胱炎，急性前立腺炎，腎盂腎炎，蜂窩織炎，膿痂疹，猩紅熱，胃腸炎
主なアウトカム評価項目	ガイドラインの推奨期間を超える抗菌薬処方の割合，および推奨期間を超える日数の合計

結果	抗菌薬の処方理由として，急性咳嗽・急性気管支炎（386,972件，研究対象とした全受診の41.6％），急性咽頭痛（239,231件，25.7％），急性中耳炎（83,054件，8.9％），急性副鼻腔炎（76,683件，8.2％）が多かった．上気道感染症および急性咳嗽・急性気管支炎に対する抗菌薬治療は，全抗菌薬処方の2/3以上を占め，そのうち80％以上がガイドラインの推奨治療期間を超えるものであった．注目すべき例外として，急性副鼻腔炎に対して［ガイドラインで推奨されている］7日間を超える抗菌薬処方があったのは9.6％（95％CI 9.4％〜9.9％），急性咽頭痛では10日間（直近のガイドラインでは5日間であるが）を超える処方はわずか2.1％（［95％CI］2.0％〜2.1％）であった．女性の急性膀胱炎に対しては，半数を超える抗菌薬処方がガイドラインの推奨期間を超えていた（54.6％，［95％CI］54.1％〜55.0％）．呼吸器感染症以外のほとんどでは，ガイドラインの推奨期間を超える抗菌薬処方の割合は［相対的に］低かった．研究対象とした抗菌薬処方が行われた931,015件の受診において，ガイドラインの推奨期間を超えた抗菌薬処方は［合計で］約130万日分であった．
結論	プライマリケアで治療されたほとんどの感染症において，かなりの割合でガイドラインの推奨期間を超えた抗菌薬の処方がみられた．抗菌薬の処方期間をガイドラインに従ったものとすることで，抗菌薬への曝露を大きく減らすことができるだろう．

注：[ ]内は，本書の執筆者による補足

 ## ポイント解説

①研究の目的と仮説は？

・Introduction 4 段落目

"We therefore assessed the extent to which durations of antibiotic courses prescribed for common infections in English primary care are in line with relevant guidelines. If substantial proportions of antibiotic prescriptions are longer than recommended, this would indicate that there is potential to safely reduce total antibiotic use simply by better application of guidelines in clinical practice."

和訳：イングランドのプライマリケアにおいて，よくみられる感染症に処方される抗菌薬の投与期間が，どの程度，関連するガイドラインに沿っているかを評価した．もし，かなりの割合で推奨期間

よりも長く抗菌薬が処方されていれば，臨床現場においてガイドラインをより適切に適用するだけで，抗菌薬の総使用量を安全に減らすことができる可能性があるだろう．

　一般に Introduction では，研究の背景（医学・社会的な課題，疾患の疫学等），当該研究テーマについてこれまでにわかっていること，わかっていないことの整理を行い，本研究を実施する意義づけを行います．Introduction の最後に研究の目的を明記します．この際，目的を意味する "aim"，"objective"，"purpose" という単語がしばしば使われます．一方，本研究ではこのような単語は使われておらず，単純に抗菌薬の投与期間を評価（assess）したという事実のみ記載されています．この部分が研究の目的にあたります．

　さらに，研究によっては，目的とともに研究の仮説を明記しているものがあり，"We hypothesized" や "The hypothesis of the study was" といった表現が使われます．本研究ではこのようなキーワードは使われていないものの，"If 〜, this would indicate that" と「仮定法」が使われており，If 以下，つまり「かなりの割合で推奨期間よりも長く抗菌薬が処方されている」ことが著者たちの仮説であることが想像できます．

　なお，本研究は記述的な研究であり，研究対象者のなかで曝露群と非曝露群を設定しアウトカムの比較を行うような分析的研究ではありません．よって，リサーチ・クエスチョンを必ずしも PECO の型にあてはめる必要はありません．表 3-3 のように，PECO における E と C は該当なしとなります．

表 3-3　PECO

P (Patients/Participants)：患者/対象者	プライマリケアでよくみられる感染症（急性副鼻腔炎，急性咽頭痛，急性咳嗽・急性気管支炎など）に対して抗菌薬を処方された患者
E (Exposure)：曝露	該当なし
C (Comparison/Control)：比較対照	該当なし
O (Outcome)：アウトカム	ガイドラインの推奨期間を超える抗菌薬処方（の日数）

88002-922 JCOP

②研究のセッティング（時期や場所）は？

> ・Methods 1 段落目（1 ～ 11 行目）
> "Data were obtained from The Health Improvement Network (THIN), a primary care electronic database that contains anonymised data on patients, practices, and consultations and is representative of the general UK population, with consultation and prescribing rates similar to national data. …（中略）… This extract was limited to English practices that participated in THIN and provided data for at least one full calendar year between 1 January 2013 and 31 December 2015."
> 和訳：データはプライマリケアの電子データベースである THIN から取得した．THIN は，患者，診療，および診療の匿名化データを含み，英国の一般集団を代表するものであり，診療と処方率は国のデータと同様である．…（中略）… THIN に参加し，2013 年 1 月から 2015 年 12 月の間に少なくとも 1 年以上の暦年にデータ提供をしたイングランドの診療所に限定された．

本論文の Methods 部分を見ると，データソース，研究対象，測定項目，統計解析といった情報が順に示されています．まずは，記述疫学研究の重要な要素である「時」「場所」「人（対象者・患者）」の情報を把握しましょう．今回のデータや結果はどういった状況下で得られたものでしょうか．これは，本研究結果の一般化可能性を議論する上でも重要です．

　研究のセッティング（設定）として，研究の実施場所はイングランドのプライマリケア診療所であり，研究期間は 2013 ～ 2015 年です．THIN に含まれるデータは，英国の一般集団を代表するものであることが確認されていると述べられており，本研究結果の国全体への一般化可能性は高いと言えるでしょう．以上から，THIN は本研究の目的（英国のプライマリケアの抗菌薬処方実態を評価すること）を達成するのに適切なデータソースであると考えられます．

③研究対象集団は？

・Methods 1 段落目（13 〜 20 行目）

"For the current analyses, we included only prescriptions for oral antibiotics linked to one of several indications：acute sinusitis, acute sore throat, acute cough and bronchitis, pneumonia, acute exacerbation of chronic obstructive pulmonary disease（COPD）, acute otitis media, acute cystitis, acute prostatitis, pyelonephritis, cellulitis, impetigo, scarlet fever, and gastroenteritis."

和訳：本解析では，以下の適応症と関係した経口抗菌薬の処方のみを含めた：急性副鼻腔炎，急性咽頭痛，急性咳嗽・気管支炎，肺炎，慢性閉塞性肺疾患（COPD）の急性増悪，急性中耳炎，急性膀胱炎，急性前立腺炎，腎盂腎炎，蜂窩織炎，膿痂疹，猩紅熱，胃腸炎．

・Methods 1 段落目（20 〜 31 行目）

"We excluded chronic and recurrent conditions, operationalised by excluding consultations explicitly coded as such and consultations where patients received antibiotics for a condition of the same body system（respiratory, urinary, gastrointestinal, or skin）in the 30 days before the current antibiotic prescription. In addition, we excluded prescriptions that were explicitly coded as a repeat prescription or were part of a sequence of prescriptions where the same antibiotic was prescribed every month for at least six months or covered more than 162 exposure days over a period of 180 days."

和訳：慢性・再発性と明記されているものや，今回の処方の前 30 日以内に同じ臓器系（呼吸器系，泌尿器系，消化器系，皮膚）の疾患に対して抗菌薬が処方されている場合を除外することによって，慢性・再発性の疾患は除外した．また，少なくとも 6 ヵ月間の各月，あるいは 180 日間のうち 162 日間を超えて同じ抗菌薬の処方が

88002-922 JCOP

あるような，繰り返し処方や，一連の処方の一部にあたる処方は除外した．

　既存のデータベース（リアルワールドデータ）を用いた研究においても，ランダム化比較試験（randomized controlled trial, RCT）と同様，研究対象者の選択基準や除外基準を設けます．しかし，そもそもリアルワールドデータ研究の強みは，現実世界の多種多様な患者において医薬品の処方実態・効果・安全性を評価できることです．その強みを生かすため，RCT のように厳格な選択基準や除外基準を設けて，ごく限られた対象者を選定することは通常行いません．むしろ，選択基準や除外基準は甘めに設定し，潜在的な研究対象者を幅広く抽出し，必要に応じて解析対象者を限定することが多いと考えられます．

　特に，今回のような横断研究では，実態の把握が大きな目標ですから，可能な限り幅広く研究対象を選定するようにしていることが見て取れます．選択基準や除外基準は，あくまで本研究の目的（プライマリケアでよくみられる感染症に対する抗菌薬の使用期間がガイドラインに沿っているか評価すること）に照らし合わせて設定されたものでしょう．

　なお，本研究では，研究対象集団の単位は患者（patient）ではなく1 回の感染症に対する一連の受診（consultation）です．2013 〜 2015 年の研究期間中に複数回，ここで挙げられた感染症に罹患した患者がいたとすれば，その複数回がすべて研究対象として 1 回ずつカウントされたことになります．

④横断的評価の時間間隔は？

・Methods 1 段落目（31 〜 36 行目）
"Actual durations of antibiotic prescriptions for the 13 indications considered were compared with durations recommended in English guidance provided by Public Health England (PHE) —using the PHE 2013 guidance … （以下略）"
和訳：対象とする 13 疾患に対する抗菌薬の実際の処方期間を

2013 年の Public Health England による ガイダンスの推奨期間と 比較 した.

　上述のとおり，横断研究は，必ずしも一時点（ある日）の評価をすることだけではありません．本研究のように，1回の感染症に対する一連の処方期間を1つの単位とみなして，抗菌薬による治療が何日であったか，それがガイドラインに沿っていたか否か，評価することも横断研究となります．このように，横断研究の論文を読むときには，評価の時間間隔を確認しておくことが重要です．

　本研究の主要評価項目は，13種類の感染症ごとの抗菌薬の処方期間であり，その処方期間をガイドラインによる推奨期間と比較することによって，適切性を評価しています（**表 3-4**）.

表 3-4　研究対象となった感染症と Public Health England 2013 guidance による抗菌薬の推奨期間

感染症（英語）	感染症（日本語）	推奨期間
Acute sinusitis	急性副鼻腔炎	7 日間
Acute sore throat	急性咽頭痛	10 日間
Acute cough and bronchitis	急性咳嗽・急性気管支炎	5 日間
Community-acquired pneumonia	市中肺炎	7 日間（低リスク） 7〜10 日間（中リスク）
Acute exacerbation of chronic obstructive pulmonary disease (COPD)	慢性閉塞性肺疾患（COPD）の急性増悪	5 日間
Acute otitis media	急性中耳炎	5 日間
Acute cystitis/non-pregnant females	急性膀胱炎/非妊娠女性	3 日間
Acute cystitis/males	急性膀胱炎/男性	7 日間
Acute prostatitis	急性前立腺炎	28 日間
Pyelonephritis	腎盂腎炎（じんうじんえん）	7 日間（coamoxiclav［ペニシリン系合剤］は 14 日間）
Cellulitis	蜂窩織炎（ほうかしきえん）	7 日間（反応が悪い場合には追加で 7 日間）
Impetigo	膿痂疹（のうかしん）	7 日間
Scarlet fever	猩紅熱（しょうこうねつ）	10 日間
Gastroenteritis	胃腸炎	5〜7 日間

（論文の Table 1 より引用改変）

88002-922 JCO

⑤主な結果は？

・Results 1 段落目

"Between 2013 and 2015, 931 015 consultations for the 13 included indications led to antibiotic prescriptions. …（中略） … The most common indications were acute cough and bronchitis (386 972, 41.6% of the included consultations), acute sore throat (239 231, 25.7%), acute otitis media (83 054, 8.9%), acute sinusitis (76 683, 8.2%), cellulitis (54 610, 5.9%), and acute cystitis (53 010, 5.7%). Durations of antibiotic treatment for the included indications showed poor guideline adherence for several indications (fig 1 and supplementary figs S1-S8)."

和訳：2013年から2015年の間に, 13感染症に対し931,015件の抗菌薬処方が行われた. …（中略）… 頻度が高い適応症は, 急性咳嗽・急性気管支炎, 急性咽頭痛, 急性中耳炎, 急性副鼻腔炎, 蜂窩織炎, 急性膀胱炎であった. 抗菌薬の投与期間については, いくつかの適応症でガイドラインの遵守度が低いことがわかった.

・Results 3 段落目

"Most of the excess days were due to respiratory indications (table 2). Antibiotic treatments for respiratory indications, including otitis media, accounted for more than two thirds of the total prescriptions considered, and 80% or more of these treatment courses exceeded guideline recommendations (table 2). A notable exception was acute sinusitis, for which only 9.6% (95% confidence interval 9.4% to 9.9%) of prescriptions were longer than the seven days recommended by the PHE 2013 guidance."

和訳：超過日数のほとんどは, 呼吸器系の適応症によるものであった. 中耳炎を含む呼吸器系の抗菌薬治療が全体の3分の2以上を

第3章　横断研究

占め，その治療コースの **8 割以上がガイドラインの推奨期間を超えていた** (table 2)．注目すべき **例外は急性副鼻腔炎で**，PHE 2013 ガイダンスが推奨する 7 日間を超える処方は **9.6％（95％信頼区間 9.4 ～ 9.9％）にとどまっていた**．

　結果の最初には，13 種類の感染症に対し合計 931,015 件の抗菌薬処方が行われ，例えば 386,972 件は急性咳嗽・急性気管支炎の診断に対して行われていたことが記載されています．その後，感染症の種類ごとに，何％の処方がガイドラインに遵守していたか，計算しています．論文内の Table2 を見ると，例えば急性咳嗽・急性気管支炎の一連の治療 386,972 件のうち，331,257 件（85.6 ％，95 ％CI 85.5 ～ 85.7 ％）がガイドラインの推奨処方期間 5 日を超えてしまっていたようです．この割合（％）が今回の横断研究における "prevalence" を意味します．

　さらに論文では，実際に何日抗菌薬が処方されていたか，その分布を感染症の種類ごとに示しています．ここで，記述統計の結果を視覚的に表示する方法であるヒストグラム（histogram）について確認しましょう．一般に，ヒストグラムは，横軸に階級，縦軸に度数を示します．この論文では，横軸は抗菌薬の処方日数，縦軸は処方件数（× 1,000 件）となっており，さらにガイドラインの推奨処方期間が点線で示されています．

　例えば，女性の急性膀胱炎（acute cystitis）の結果をみてみましょう（図 3-3）．ガイドラインの推奨処方期間が 3 日間になっているのに対し，実際に 3 日間治療されている患者が頻度としては一番多いものの，5 日間や 7 日間の治療をされていることも多いようです．ガイドラインの推奨処方期間を超えている治療の割合は 54.6 ％（95 ％CI 54.1 ～ 55.0 ％）であり，女性の膀胱炎に対する抗菌薬処方の半数以上が必要以上に長期間の処方であったことが示されています．

　一方，急性副鼻腔炎の結果をみてみると，ガイドラインの推奨処方期間 7 日に対し，実際に 7 日の処方と一致するものがほとんどで，7 日間を超える処方はわずか 9.6 ％（95 ％CI 9.4 ～ 9.9 ％）でした（図 3-4）．すなわち，急性副鼻腔炎に対するガイドラインの遵守率は高い

88002-922 JCOP

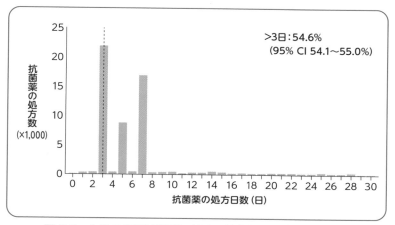

図 3-3　女性の急性膀胱炎に対する抗菌薬の処方日数の分布

（論文の Figure 1 より引用改変）

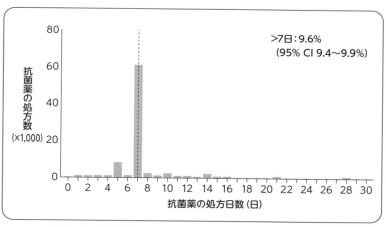

図 3-4　急性副鼻腔炎に対する抗菌薬の処方日数の分布

（論文の Figure 1 より引用改変）

ことが示唆されました．同様に，他の疾患のグラフも確認してみてください．

④ おわりに

　本研究はイングランドのプライマリケアデータベースを用いて，種々の感染症に対する抗菌薬の処方期間がガイドラインに準拠しているか，横断的に評価したものでした．その結果，さまざまな感染症に対して，抗菌薬がガイドラインの推奨処方期間よりも長期間処方されている実態が明らかとなり，かかりつけ医による抗菌薬の過剰処方に対して警鐘を鳴らす形となりました．

　本研究は，データベースに記録されていた抗菌薬の処方を集計し，既存のガイドラインと照らし合わせて，ガイドラインを遵守していなかった割合（prevalence）を計算した，非常にシンプルな横断研究です．それでも，本研究はイングランドのかかりつけ医の意識を変えうるインパクトの大きい研究となりました．このように，研究の着眼点が良く，メッセージ性に富むものであれば，複雑な統計解析などしなくても，医療に大きな影響を与える研究となりえます．

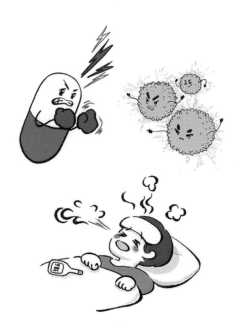

88002-922

Column 世界のリアルワールドデータベースの紹介

　本章で取り上げた研究で使われた The Health Improvement Network（THIN）データベースは，日常診療情報を蓄積したデータベース（リアルワールドデータ）の一種です．英国には古くからプライマリケアデータベースと呼ばれるものが構築され，臨床研究に用いられてきました．ここでは，観察研究の論文でよくみられる世界のリアルワールドデータベースについて簡単に紹介します（**表 3-5**）．日本でも，最近はさまざまなリアルワールドデータベースが研究利用できるようになってきました．日本で利用可能なリアルワールドデータベースの一覧については，日本薬剤疫学会「薬剤疫学とデータベースタスクフォース（TF）」がまとめている，「日本における臨床疫学・薬剤疫学に応用可能なデータベース調査」のウェブページをご覧ください[3)]．

表 3-5　世界のさまざまなリアルワールドデータベース

データベース名	簡単な説明
US Medicare	米国の Medicare（高齢者のための医療保険システム）加入者の診療報酬請求データ
US Veterans Affairs	米国の退役軍人の診療報酬請求データおよび電子カルテデータ
US Kaiser Permanente	米国の Kaiser Permanente 民間保険システムに加入する人々の診療報酬請求データおよび電子カルテデータ
UK The Health Improvement Network	イングランドのプライマリケアの電子カルテデータ
UK Clinical Practice Research Datalink	英国（イングランド，スコットランド，ウェールズ，北アイルランド）のプライマリケアの電子カルテデータ
Danish Network	デンマーク全体の診療報酬請求データおよび電子カルテデータ
Canadian provincial databases (Ontario database, Alberta database など)	カナダの地域ごと（オンタリオ州，アルバータ州など）の診療報酬請求データおよび電子カルテデータ
Taiwan National Health Insurance database	台湾の診療報酬請求データ
South Korean National Health Insurance databases	韓国の診療報酬請求データ

📖 引用文献

1) von Elm E, Altman DG, Egger M, et al. : STROBE Initiative : The Strengthening the Reporting of Observational Studies in Epidemiology (STROBE) statement : guidelines for reporting observational studies. Epidemiology 18(6) : 800-804, 2007
2) 上岡洋晴, 津谷喜一郎 : 疫学における観察研究の報告の強化 (STROBE 声明)
—観察研究の報告におけるガイドライン—. 臨床研究と疫学研究のための国際ルール集 (中山健夫, 津谷喜一郎編著). ライフサイエンス出版, 東京, p.202-209, 2008
3) 日本薬剤疫学会 薬剤疫学とデータベースタスクフォース : 日本における臨床疫学・薬剤疫学に応用可能なデータベース調査 (https://www.jspe.jp/committee/020/0210/)

88002-922 JC

第 4 章

コホート研究

Key Point

✓ コホート研究は一般に，ある対象集団を時間の流れに沿って追跡
し，アウトカムの発生について観察する研究を指します．単純に
実態を記述することが目的の記述的研究と，曝露因子とアウトカ
ムの因果関係を検討する分析的研究に分かれます．

✓ 分析的なコホート研究では，ある曝露因子を持つ集団と持たない
集団，ある薬の使用者と他の薬の使用者，などの間でアウトカム
の発生を比較します．

✓ 分析的なコホート研究では，交絡因子の影響を取り除くために，
多変量回帰分析や傾向スコア分析など，統計解析上の工夫が行わ
れます．

<分析的なコホート研究の論文のチェックポイント>
①どのような患者を比較している？
②曝露の定義は？
③追跡はいつまで？
④アウトカムの定義は？
⑤どのような統計解析をしている？

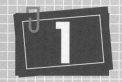

コホート研究とは

 コホート研究の概要

　コホート研究の「コホート（cohort）」という言葉は，古代ローマの歩兵隊に由来し，疫学・統計学の分野においては「継続して観察される集団」を意味します．コホート研究は目的によって，大きく記述的研究（descriptive study）と分析的研究（analytical study）に分かれます．

　記述的研究では，研究対象集団を追跡し，特定の（あるいはさまざまな）アウトカムの発生を観察します．例えば，胃がんの外科的切除を行った患者集団を観察し，種々のアウトカム（例：術後の合併症，再発，死亡）について観察する研究は記述的研究と言えます．

　一方，分析的研究は，対象集団の中で，ある特定の因子に曝露された集団とされていない集団の間でアウトカムの発生を比較し，曝露因子とアウトカムの間の因果関係（causal relationship）を推論すること

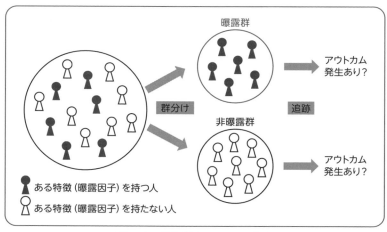

図4-1　分析的なコホート研究

88002-922 **JCOPY**

を目的とします．例えば，喫煙者と非喫煙者の肺がんや心筋梗塞の発生率を比較する研究は分析的なコホート研究にあたります（**図 4-1**）．

なお，1 つの研究のなかで，記述的な側面と分析的な側面を持つ研究もしばしばみられます．

 ## コホート研究の統計解析

ランダム化比較試験（randomized controlled trial，RCT）では，ランダム化のおかげで，介入群と対照群の特徴が似ることにより，2 群のアウトカム発生の違いが介入の効果をそのまま反映します．よって，多くの場合，単純比較や単変量回帰分析が行われます．

一方，コホート研究においては，比較する群（例：喫煙者群と非喫煙者群，ある薬を使っている患者群と別の薬を使っている患者群）のベースラインの特徴は大きく異なります．これらのベースラインの特徴がアウトカムにも影響を及ぼす場合，それらは交絡因子になります（第 1 章参照）．

そこで，コホート研究においては，さまざまな疫学・統計学的手法を用いて交絡の影響を取り除くことが重要になります．多くのコホート研究では，多変量回帰分析が行われます．これから本章で紹介する論文では，従来の多変量回帰分析よりも発展的と言える，傾向スコア分析（propensity score analysis）が用いられています．

 ## STROBEチェックリストとRECORD-PEチェックリスト

論文の解説の前に，改めて第 3 章で紹介した，観察研究のための報告ガイドラインである STROBE 声明のチェックリストを確認しましょう（**表 3-1**）．これから紹介する論文も，基本的に STROBE チェックリストに沿って記載されています．

また，ここで RECORD-PE（The REporting of studies Conducted using Observational Routinely-collected health Data for Pharmaco-Epidemiology）声明についても紹介します．近年，STROBE チェッ

クリストの 22 項目だけではリアルワールドデータを用いた観察研究で報告するべき点を網羅できていないことが指摘され，2015 年に STROBE チェックリストに 13 項目を追加した RECORD チェックリストが作成されました（表 4-1）．さらに 2018 年に RECORD チェックリストに薬剤疫学研究に特異的な 15 項目が追加され，RECORD-PE チェックリストとなりました[1]．RECORD-PE チェックリストも日本語に翻訳されています（表 4-2）[2]．RECORD-PE 声明にはリアルワールドデータを用いた薬剤疫学研究の重要なポイントが記載されています．

表 4-1　RECORD チェックリストで新たに加えられた 13 項目

STROBE 項目番号 1.　タイトルと抄録
1.1：タイトルまたは抄録（アブストラクト）において，使用したデータの種類を明示すべきである．可能であれば，使用したデータベースの名前を含めるべきである．
1.2：該当があれば，タイトルまたは抄録（アブストラクト）の中で，研究が行われた場所（地理的位置）と時間枠組みを報告すべきである．
1.3：研究のためにデータベース間の結合（リンケージ）を実施したならば，タイトルまたは抄録（アブストラクト）の中で明確にこれ（結合）について記述すべきである．

STROBE 項目番号 6.　参加者
6.1：参加者の母集団（対象母集団）の選定方法，例えば対象者を特定するために用いたコードやアルゴリズムを詳細に記載すべきである．これができない場合は，その説明をするべきである．
6.2：参加者（対象）の選択に用いたコードあるいはアルゴリズムの妥当性研究は，引用文献に含めるべきである．もし妥当性について研究の中で検証され，かつ他に公表されていない場合は，詳細な方法と結果を提供するべきである．
6.3：もしデータベースの結合（リンケージ）をした研究であれば，各段階でデータに結合（リンク）された個々の対象数を含めデータ結合（リンケージ）の過程を実証するためにフローダイアグラムあるいはほかの図表による表示を用いることを考慮する．

STROBE 項目番号 7.　変数
7.1：曝露，アウトカム，交絡因子，効果修飾因子を分類するために用いたコードやアルゴリズムの完全なリストを提供するべきである．もしこれらが報告できない場合は，その説明をするべきである．

STROBE 項目番号 12.　データアクセスとクリーニング方法
12.1：著者らは，研究対象を作成するために用いたデータベース集団へ研究者がどの程度アクセス権をもっていたのかを記述するべきである．
12.2：著者らは，研究で用いたデータクリーニング方法の情報を提供するべきである．
12.3：研究が，個人レベル，施設レベル，あるいは 2 つ以上のデータベースと結合（リンク）されたデータなのかどうかを述べること．結合（リンケージ）の方法や結合（リンケージ）の質の評価方法は，提供されるべきである．

88002-922 JCOP

STROBE 項目番号 13.　参加者

13.1：データの質に基づくフィルタリング，データの利用可能性，結合（リンケージ）を含め，研究に含めた個々の選定プロセス（例えば，研究対象の選定プロセス）を詳細に記述するべきである．対象に含まれた選定プロセスは，本文と研究フローダイアグラムの両方またはいずれか一方によって記述できる.

STROBE 項目番号 19.　限界

19.1：特定の研究疑問に答えるために作られたまたは収集されたわけではないデータを用いる影響について議論すること．報告されている研究に付属するものとして，誤分類によるバイアス，測定できなかった交絡因子，欠損データ，時間を超えて変化する適確性についての議論を含めること.

STROBE 項目番号 22.　プロトコル，生データ，プログラミングコードへのアクセスビリティ

22.1：著者らは，研究計画，生データあるいはプログラムのような追加情報に対して，どの程度にアクセスできるかについての情報を提供するべきである.

（奥山絢子，岩上将夫，友滝　愛，他：日々の診療情報を用いた研究報告の質向上への提案 2 – RECORD-PE：The REporting of studies Conducted using Observational Routinely collected health Data statement for Pharmacoepidemiology（日常的に観察されて集められる健康情報を用いて行われる薬剤疫学研究の報告に関する声明）の日本語版について – 　医療の質・安全学会誌 14（2）：133-138，212-233（資料 2），2019[2)）より引用改変）

表 4-2　RECORD-PE チェックリストで新たに加えられた 15 項目

STROBE 項目番号 4. 研究デザイン

4.a：特定の研究デザイン（および，その特性）の詳細を含め，複数のデザインを用いた場合にはその旨を報告する.

4.b：関連性に応じて，曝露，ウォッシュアウト期間（washout period），ラグ期間（lag period），および観察期間，共変量の定義などの研究デザインの重要な側面を示すために図の使用を推奨する.

STROBE 項目番号 6.　参加者

6.1.a：研究の参加基準と，研究対象集団を同定するためにこれらの基準が適用された順序を記述する．特定の適応を有する使用者のみが含まれていたかどうか，そして患者が一回のみ研究対象集団に選定されたか，または複数回の選定が許されたかどうか，を明記すること．マッチングを用いたデザインに関連するガイダンスについては下記を参照.

STROBE 項目番号 7.　変数

7.1.a：薬剤曝露をどのような方法で定義したかを記述する.

7.1.b：個人の薬剤曝露情報が得られたデータ源を明示する.

7.1.c：個人が薬剤に曝露されていると見なされる期間を記述する．特定の期間を選択した論拠を示すべきである．潜在的な左切り捨て（left truncation）または左打ち切り（left censoring）の程度を示すべきである.

7.1.d：イベントがどのように薬剤への現在の曝露，過去（prior）の曝露，これまで（ever）の曝露，または累積的曝露に起因するのか，十分な論拠を示す.

7.1.e：薬剤の投与量とリスクの起因を調べるときは，現在の治療，過去の治療，または治療の時期がどのように考慮されたか記述する.

7.1.f：どのような比較群の使用も概説し正当化すべきである.

7.1.g：研究期間中に複数の関連する薬剤の曝露を受けた個人を取り扱うために

使用されたアプローチの概要を説明する.
STROBE 項目番号 8. データ源/測定方法
8.a：薬剤曝露記録が生み出されたヘルスケアシステムと仕組みを記述する.
関心のある薬剤が処方されたケアのセッティング（care setting）を明確に記述する.
STROBE 項目番号 12. データアクセスとクリーニング方法
12.a：仮定が満たされているかどうかを評価するために使用した方法を記述する.
12.b：複数の（研究）デザイン，デザイン特性，または分析アプローチの使用を記述し，正当化する.
STROBE 項目番号 19. 限界
19.1.a：選択したデータベースが，関心のある薬剤曝露を適切にとらえている程度を記述する.
STROBE 項目番号 20. 解釈
20.a：関連がある場合には，研究結果に対する代替的な説明として，適応，禁忌，または疾患の重症度による交絡，あるいは選択バイアス（例：健康なアドヒアランス良好者（healthy adherer）または不健康な治療中止者（sick stopper）の可能性について考察する.

（奥山絢子，岩上将夫，友滝　愛，他：日々の診療情報を用いた研究報告の質向上への提案 2 − RECORD-PE：The REporting of studies Conducted using Observational Routinely collected health Data statement for Pharmacoepidemiology（日常的に観察されて集められる健康情報を用いて行われる薬剤疫学研究の報告に関する声明）の日本語版について−　医療の質・安全学会誌 14 (2)：133-138，212-233（資料 2），2019[2]より引用改変）

以上を踏まえて，分析的なコホート研究の論文を読む際に特に重要なチェックポイントは以下のとおりです.

①どのような患者を比較している？

②曝露の定義は？

③追跡はいつまで？

④アウトカムの定義は？

⑤どのような統計解析をしている？

88002-922　JCOP

2 コホート研究の例

取り上げる論文

Komamine M, et al.：Cardiovascular risks associated with dipeptidyl
peptidase-4 inhibitors monotherapy compared with other
antidiabetes drugs in the Japanese population：A nationwide
cohort study. Pharmacoepidemiol Drug Saf 28（9）：1166-1174, 2019
【タイトル和訳】
日本人集団における DPP-4 阻害薬単剤療法と他の糖尿病治療薬の
心血管リスクの比較：全国規模のコホート研究

 ## はじめに

　それでは，コホート研究の例を見てみましょう．近年は日本でも，
一次データ収集による研究だけでなく，既存のデータベースの二次利
用による研究を見る機会が増えています．本章では，日本の匿名レセ
プト情報・匿名特定健診等情報データベース（National Database of
Specific Health Insurance Claims and Health Checkups of Japan,
NDB）を用いた研究を紹介します．NDB は「高齢者の医療の確保に関
する法律」に基づき，厚生労働省が匿名化されたレセプト情報および
特定健診・特定保健指導情報を全国から収集し構築した大規模データ
ベースです[3)]．厚生労働省は 2013 年度から NDB データの第三者提供
（大学等の研究機関が研究目的で使用可能）を開始しました．その後，
研究論文数が徐々に増加し，2019 年には和文英文併せて 70 本近くの
論文が発表されています[4)]．

　本論文は，糖尿病治療薬であるジペプチジルペプチダーゼ 4（dipeptidyl
peptidase-4, DPP- 4）阻害薬の安全性の評価を目的とした薬剤疫学研

究です．Introduction に記載のとおり，2008 年に米国 FDA が，新規の糖尿病治療薬の心血管リスクを市販前および市販後に評価するための勧告を発表し[5]，2012 年には欧州医薬品庁（European Medicines Agency, EMA）も同様のガイドラインを発表しました[6]．

　過去には，糖尿病治療薬チアゾリジンの 1 つであるロシグリタゾン（日本では未承認）が急性心筋梗塞や心血管イベントによる死亡のリスクを上昇させる可能性が示唆され，欧米の当局が市販後の対応を迫られる出来事がありました[7,8]．このように，新規の糖尿病治療薬が世に出る際には，その安全性を検証することが世界的に求められています．

　日本でも，医薬品の製造販売後の安全性評価が求められる時代になっています．本研究は，2009 年頃から製造販売されるようになった DPP-4 阻害薬の心血管障害リスクを評価しました．NDB は（後述するように）病名の妥当性が十分に検証されていなかったり，体重や検査値などの交絡因子となり得る情報が含まれていなかったりと，必ずしも万能なデータベースとは言えません．しかし本研究は，薬剤疫学研究の基本事項をしっかり押さえながら，傾向スコア分析を含むさまざまな分析を慎重に行っています．初学者にはやや難解な論文かもしれませんが，その読み方も含め紹介します．

 研究概要の把握

　まずタイトルと抄録から，研究概要を把握しましょう（**表 4-3**）．

表4-3　タイトルと抄録の和訳

タイトル	日本人集団における DPP-4 阻害薬単剤療法と他の糖尿病治療薬の心血管リスクの比較：全国規模のコホート研究
目的	日本におけるジペプチジルペプチダーゼ-4 阻害薬（DPP-4 阻害薬）の単剤療法における心血管リスクを，他の糖尿病治療薬と比較して評価した．

88002-922 JCOP

方法	日本の糖尿病患者 2,716,000 人を含めた全国コホート研究を実施した．2010 年 4 月 1 日から 2014 年 10 月 31 日までの間に糖尿病治療薬の単剤療法を開始した新規使用者を対象とした．DPP-4 阻害薬に関連する，入院を要する心筋梗塞，心不全，脳卒中の発生を，ビグアナイド，スルホニル尿素（sulfonylurea, SU）剤，α-グルコシダーゼ阻害薬に関連するものと比較した．これらのアウトカムに対する調整後ハザード比（adjusted hazard ratio, aHR）をコックス比例ハザードモデルにより推定した．交絡の調整には，傾向スコアの標準化を用いた．
結果	DPP-4 阻害薬使用者 1,105,103 人，ビグアナイド使用者 278,280 人，SU 剤使用者 273,449 人，α-グルコシダーゼ阻害薬使用者 217,026 人を同定した．DPP-4 阻害薬使用者の心筋梗塞および心不全のリスクは，ビグアナイド使用者よりも有意に高く（心筋梗塞：aHR 1.48 [95% 信頼区間，1.20〜1.82]，心不全：aHR 1.46 [1.31〜1.62]），一方で SU 剤使用者よりも有意に低かった（心筋梗塞：aHR 0.84 [0.72〜0.98]，心不全：aHR 0.86 [0.81〜0.92]）．DPP-4 阻害薬使用者の心筋梗塞リスクは α-グルコシダーゼ阻害薬使用者と同程度であったが，心不全リスクは α-グルコシダーゼ阻害薬使用者より若干高かった（心筋梗塞：aHR 0.98 [0.82〜1.17]，心不全：aHR 1.12 [1.04〜1.21]）．
結論	DPP-4 阻害薬の単剤療法に関連した入院を要する心筋梗塞と心不全のリスクはビグアナイドよりも有意に高く，SU 剤よりも有意に低く，α-グルコシダーゼ阻害薬と同程度であった．

リサーチ・クエスチョンを PECO の形にまとめると，**表 4-4** のようになります．

表 4-4　PECO

P（Patients/Participants）：患者/対象者	糖尿病治療薬の単剤療法を開始した患者（新規使用者）
E（Exposure）：曝露	DPP-4 阻害薬
C（Comparison/Control）：比較対照	対照薬 1：ビグアナイド 対照薬 2：SU 剤 対照薬 3：α-グルコシダーゼ阻害薬
O（Outcome）：アウトカム	心筋梗塞，心不全，脳卒中による入院

 ポイント解説

①どのような患者を比較している？

・2.3 Methods – Exposure definition 1 段落目
"According to the first prescription of antidiabetic drugs, we

identified users of DPP-4Is or any comparison drug (BGs, SUs, or α-GIs). Considering comparative validity, we chose oral antidiabetic drugs as comparison drugs, which have been widely used for monotherapy during the study period (1 April 2010 to 31 October 2014) and have no cautions of CVDs on their labeling. Thus, insulin and GLP-1 receptor agonists (non-oral drugs), TZDs and fast-acting insulin secretagogues (cautions about CVDs on the label), and SGLT2 inhibitors (marketed since 2014 in Japan) were not selected as comparison drugs."

和訳：最初に処方された糖尿病治療薬に応じて，DPP-4 阻害薬または比較薬（ビグアナイド，SU 剤，α-グルコシダーゼ阻害薬）の使用者を同定した．比較の妥当性を考慮して，研究期間（2010 年 4 月 1 日～ 2014 年 10 月 31 日）において単剤療法として広く使用されており，かつ，心血管障害に関する注意事項が添付文書に表示されていない経口糖尿病治療薬を選択した．したがって，インスリンおよび GLP-1 受容体アゴニスト（非経口剤），チアゾリジンおよび速効型インスリン分泌促進剤（添付文書に心血管障害に関する注意事項が記載されている），SGLT2 阻害薬（日本では 2014 年から販売されている）は比較対照薬として選択しなかった．

　分析的なコホート研究の論文を読む際には，どのような患者群同士を比較しているか，またその比較は適切か，最初にチェックしておくことが重要です．本研究では，糖尿病治療薬の単剤の新規使用者のなかで，DPP-4 阻害薬使用者と，3 種類（ビグアナイド，SU 剤，α-グルコシダーゼ阻害薬）の経口糖尿病治療薬の使用群を比較しています．そして，そのような比較を行った理由が記されています．

　一般に，多くの RCT では，あたらしい治療薬とプラセボ薬を比較します．一方，リアルワールドデータを用いた観察研究においては，プラセボ使用者は存在しませんので，既存の治療薬の使用群と比較することが多いと考えられます．日本の現在のガイドラインによれば，

DPP-4阻害薬は1剤目の糖尿病治療薬(ファーストライン)として使用することが可能です[9].そこで,本研究では,1剤目として日本でよく選択されるDPP-4阻害薬以外の糖尿病治療薬の使用群との比較を行っています.

なお,欧米においては,糖尿病治療のファーストラインとしてはビグアナイドが推奨され,DPP-4阻害薬は2剤目の糖尿病治療薬(セカンドライン)として推奨されてきました.そのような背景で行われた欧米の観察研究の多くは,セカンドラインとして処方されたDPP-4阻害薬使用群と他の糖尿病治療薬の使用群を比較しています.つまり,比較の適切性は,研究が行われる国や地域の医療的背景によって異なります.

さらに本研究は,添付文書に心血管障害に関する注意事項が記載されている,すなわち心血管障害のリスクが既知のチアゾリジンおよび速効型インスリン分泌促進剤を,比較対照薬に含めていません.これは,DPP-4阻害薬の心血管障害のリスクを評価する際に,比較対照薬そのものにリスクがあると,結果の解釈が難しくなってしまうからと考えられます.このように,興味のあるアウトカムのリスクに影響を与えない(与えることが知られていない)薬がリアルワールドに存在するのであれば,そのような薬を比較対照薬として選択するのが望ましいでしょう.

②曝露の定義は?

・2.3 Methods – Exposure definition1 段落目

"We defined the prescription period by adding the number of days prescribed to the prescription date. If a gap period between the end date of the prescription period and start date of the next prescription period was within 30 days, we assumed that the two prescription periods were continuous."

和訳:処方期間は,処方日に処方日数を加算して定義した.ある処方期間の終了日と次の処方期間の開始日との間のギャップ期間が30日以内であれば,2つの処方期間は連続していると仮定した.

第4章 コホート研究

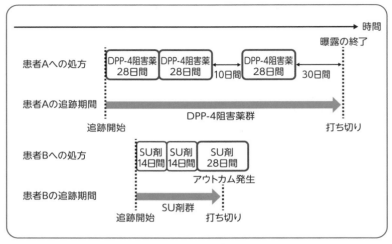

図 4-2　曝露の定義および打ち切りの一例

　一般に，薬剤疫学研究において，薬の使用を曝露因子と見なす場合には，薬の処方記録または調剤記録から使用期間を推定します．例えば，3月1日（処方日）に DPP-4 阻害薬が 14 日分（処方日数）処方されていた場合，この患者は3月1日から3月14日まで DPP-4 阻害薬に曝露されていたと考えます．薬を指示どおりに服用した場合，おそらく患者は3月14日前後に次の DPP-4 阻害薬をもらうために再診することになるでしょう．

　しかし，残薬があるために，予定された再診日よりも遅れて再診することがあるかもしれません．あるいは，仮に服薬中止していたとしても，薬の影響は体内に数日以上残っている可能性もあります．こうした現実世界の不確定性を考慮した上で，研究上はギャップ（gap）期間を定義し，ギャップ期間（本研究では 30 日）より短い時期に次の処方記録が確認できれば，薬は継続して服用していたと見なします．なお，ギャップ期間に次の処方が確認できなかった場合には，曝露は終了したと見なされ，本研究においては打ち切りの条件の1つとなっています（**図 4-2**）（打ち切りについては後述）．

88002-922 JCO

③追跡はいつまで？

・2.5 Methods – Follow-up 1 段落目

"The follow-up period was defined for each outcome. **Patients were followed from the date of the first prescription of DPP-4I or comparison drug to the first date of the following** : occurrence of the outcome of interest, end of exposure, end of study period (31 October 2014), change to a different antidiabetic drug, or addition of a different antidiabetic drug."

和訳：追跡期間は，各アウトカムについて定義した．**患者は，DPP-4 阻害薬または比較対照薬の最初の処方日から，以下のなかで最初に起こった日まで追跡された**：関心のあるアウトカムの発生，曝露の終了，研究期間の終了（2014 年 10 月 31 日），別の糖尿病治療薬への変更，または別の糖尿病治療薬の追加．

RCT と同様，観察研究においても，いつまで患者を追跡するか，あらかじめ定義しておく必要があります．一般的には，RCT でもコホート研究でも共通して，アウトカムが発生した日および研究期間の終了日には，追跡を終了する（打ち切る）ことが多いと言えます．

一方，治療の中止や変更に伴う打ち切りの考え方は，RCT とコホート研究で大きく異なります．RCT では，割り付けられた治療から途中で外れた場合にも追跡を継続し，統計解析に含めることが主流です．これを Intention-to-treat（ITT）解析と呼びます（**図 4-3A**）．RCT は，割り付けられた治療に沿って治療が継続されることが前提で計画されており，統計解析においては薬の効果を過大評価しないよう ITT 解析を行うことが一般的です．なお，事前に定められた試験治療規定にしたがって治療を受けた患者のみを解析することを Per protocol（PP）解析と呼びます（**図 4-3B**）．

それに対して，観察研究では，そもそも開始した治療に沿って治療が継続されることが前提ではありません．研究参加者のなかには，開始した治療をすぐに中止したり変更したりする患者が多数いる可能性

第4章　コホート研究

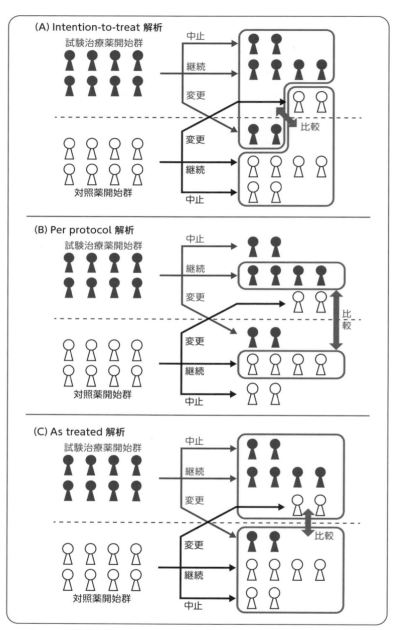

図 4-3 Intention-to-treat 解析（A），Per protocol 解析（B），
As treated 解析（C）

88002-922 JCOP

があります．このような場合に ITT 解析を行ってしまうと，薬の効果やリスクが過小評価されてしまう可能性が高いと考えられます．そこで，観察研究では（本研究のように）開始した治療に沿って治療が継続された場合のみ解析に含め，治療の継続が確認できなかった時点で追跡を打ち切る As treated（AT）解析が主流です（図4-3C）．さらに，研究によっては，追跡開始後に治療薬を変更した場合には，その時点から変更した薬の患者群として追跡されることもあります．

　なお，本研究では，別の糖尿病治療薬へ変更した際，および，別の糖尿病治療薬を追加した際にも「打ち切り（censor）」としています．その理由は，その後にアウトカムが発生した場合，それがファーストラインの糖尿病治療薬の影響か，追加した糖尿病治療薬の影響か，区別がつかないためと考えられます．

　さらに，曝露の中止については，ある処方期間の終了日から（処方がない状態で）ギャップ期間 30 日を経過した時点とされています（図4-2）．おそらく，本研究の研究者たちは，この時点で遅くとも処方薬の影響がなくなる，つまり以降のアウトカム発生は処方薬の影響ではない，と想定したのでしょう．

④アウトカムの定義は？

> ・2.4 Methods – Outcome 1 段落目
> "To improve the validity of outcome detection, each outcome was identified with a combination of diagnoses accompanied by issued ICD10 codes (MI：I21-22；HF：I50；stroke：I60-64) related to CVDs, medications, specific procedures, and individual hospitalization (see eMethods in the Supplement)."
> 和訳：アウトカム検出の妥当性を高めるために，各アウトカムは，心血管障害に関連した ICD10 コード（心筋梗塞：I21〜22，心不全：I50，脳卒中：I60〜64）による診断，投薬，特定の処置，および個々の入院による組み合わせで同定された（Supplement の eMethods 参照）．

臨床試験においては，専門のモニタリング委員会が設置され，アウトカムの発生を厳密に検討することが多いと言えます．一方，リアルワールドデータを用いた大規模観察研究の多くは，アウトカムの発生の判断のために電子カルテまで1例1例さかのぼって吟味することは難しい状況です．そこで現実的には，データベースに含まれている情報から，できるだけ正しくアウトカムを拾えるように工夫しながら，研究上のアウトカム定義を行います．

　本文には，国際的な疾病分類として確立されている International Classification of Diseases, Tenth Revision (ICD-10) コードを中心として，投薬や特定の処置や検査と組み合わせてアウトカムを定義したことが書かれてあります．さらに，オンラインで閲覧可能な Supplement の eMethods を見ると，例えば，急性心筋梗塞は「ICD-10 コードで I21 〜 I22 の診断が付けられ，かつ，特定の処置としてクレアチニンキナーゼ検査，クレアチンキナーゼ-MB検査，心筋トロポニン検査，血栓溶解療法，冠動脈バイパス術のいずれか1つ以上が実施されていること」と定義されています．

　本研究では，このように事前に決められたアルゴリズムを元にアウトカム定義を行い，研究を遂行しています．確かに，単にレセプト上の診断名のみから心筋梗塞，心不全，脳卒中を定義するよりも，それぞれの疾患に特異的な処方や処置・検査が同入院中に行われていたほうが，心筋梗塞，心不全，脳卒中である蓋然性が高いでしょう．理想的には，これらのアルゴリズムによるアウトカム定義が，どの程度の妥当性（感度，特異度，陽性的中度，陰性的中度）を示すのか検討するバリデーション研究（validation study）が行われていることが好ましいとされています（以下コラム参照）．

Column ─ バリデーション研究とは

　データベースのなかの情報を用いて定義した疾患（アウトカムや交絡因子など）を，ゴールドスタンダード（電子カルテ等を参照したり専門医に再確認を求めたりして厳密に判定された疾患）と比較して，

88002-922 JCOP

どの程度の妥当性があるかを検討する研究を，バリデーション研究（validation study）と呼びます．バリデーション研究では，図4-4のような2×2表を用いて，妥当性の指標である感度・特異度・陽性的中度・陰性的中度を計算します．妥当性が低いことが判明した場合には，その定義を用いて今後なんらかの研究を行ったとしても，正しい結果が得られないことが懸念されます．

　海外ではリアルワールドデータを適切に研究利用するための下準備として，バリデーション研究が盛んに行われてきました．日本では，2018年には日本薬剤疫学会タスクフォースから「日本における傷病名を中心とするレセプト情報から得られる指標のバリデーションに関するタスクフォース」報告書[10]，2020年には医薬品医療機器総合機構（Pharmaceuticals and Medical Devices Agency，PMDA）から「製造販売後データベース調査で用いるアウトカム定義のバリデーション実施に関する基本的考え方の策定について」が発表され[11]，バリデーション研究の実施に対する機運が高まっています．

		本物（ゴールドスタンダード）の心筋梗塞か			
		Yes	No	合計	
データベースのなかの情報を用いて定義した「心筋梗塞」の有無	Yes	a（真の陽性）	b（偽陽性）	a+b	陽性的中度（PPV）=a/a+b
	No	c（偽陰性）	d（真の陰性）	c+d	陰性的中度（NPV）=d/c+d
	合計	a＋c	b＋d	a+b+c+d	

感度＝a/a+c　特異度＝d/b+d

図4-4　バリデーション研究において求める感度，特異度，陽性的中度，陰性的中度

⑤どのような統計解析をしている？

・2.6 Methods – Control for confounders 1段落目
"We used propensity score (PS) standardization by using standard mortality/morbidity ratio (SMR) weight as main analysis to control for confounders without a decrease of

sample size. We estimated PS by logistic regression model including the covariates (2%-98% among each analysis set) of the following potential confounders : patient gender, age and calendar year (at the date of the first prescription of any antidiabetic drug), comorbidity (any time prior to the date of the first prescription of any antidiabetic drug), and concomitant treatment (180 d prior to the date of the first prescription of any antidiabetic drug) (Table 1)."

和訳：標本数を減少させることなく交絡因子を調整するために，主解析では標準的な死亡率／罹患率比（SMR）の重みを用いて，傾向スコア（PS）標準化を行った．以下の共変量を含むロジスティック回帰モデルを用いて PS を推定した：患者の性別，年齢，暦年（いずれかの糖尿病治療薬の最初の処方日の時点），併存疾患（いずれかの糖尿病治療薬の最初の処方日より前のあらゆる時点），および併用治療（いずれかの糖尿病治療薬の最初の処方日より前の 180 日間）（Table 1）.

・2.7 Methods – Statistical analysis 2 段落目

"For relative risk evaluation analysis between DPP-4I and each comparison drug group, adjusted hazard rate ratio(aHR) and 95% confidence intervals (CI) were estimated by SMR weighted Cox proportional hazard model in each analysis set."

和訳：DPP-4 阻害薬群と各比較薬群との間の相対リスク評価の解析では，各解析セットにおける SMR で重み付けしたコックス比例ハザードモデルを用いて調整後ハザード比と 95%信頼区間を推定した.

　RCT と異なり，観察研究では比較する2つの群の特徴が異なります．よって，交絡因子を統計解析において調整し，曝露（本研究では DPP-4 阻害薬）とアウトカム（心血管障害）の真の関連の程度を求めるために，一般に多変量回帰分析が用いられます（第1章参照）．本研究では，より発展的な統計手法である傾向スコア分析を用いて，交

88002-922 JCOPY

絡因子の影響を最小限にしようと努めています．傾向スコア分析を用いる研究は近年急激に増えていますので，簡単に理解しておきましょう．

観察研究では，ある治療を受ける患者群と受けない患者群は異なる特徴を持ちます．このような場合，多変量ロジスティック回帰分析を用いて，ある治療を受ける確率（＝傾向スコア）を個々の患者ごとに求めることができます．例えば，患者A（55歳男性，肥満あり，アスピリンの服用あり，などの特徴を持つ）がある治療を受ける確率は0.47（47％），患者B（47歳女性，肥満なし，アスピリンの服用なし，などの特徴を持つ）がある治療を受ける確率は0.21（21％），などと計算できます．本研究では，傾向スコアの計算のために，多くの交絡因子の情報を用いています（**表4-5**）．

表4-5　本研究において傾向スコアの作成に用いられた因子

- 性別
- 年齢（0〜9，10〜19，20〜29，30〜39，40〜49，50〜59，60〜69，70〜79，≧80歳）
- 暦年（2010，2011，2012，2013，2014年）
- 併存症の病名：喘息，慢性閉塞性肺疾患，脂肪肝，その他の肝疾患，糸球体疾患，間質性腎炎，腎不全，尿路結石疾患，その他の腎疾患，高コレステロール血症，高トリグリセリド血症，その他の高脂血症，高血圧，高尿酸血症，肥満，骨粗鬆症，末梢血管疾患，消化性潰瘍，胃炎・十二指腸炎，がん，認知症，うつ病，心疾患，脳血管疾患，睡眠時無呼吸症候群，呼吸不全，統合失調症
- 併存治療の内容：利尿薬，カルシウム拮抗薬，降圧薬，高脂血症治療薬，非ステロイド系抗炎症薬，ステロイド，硝酸薬，ホルモン剤，βブロッカー

傾向スコアを計算した後は，主に3つの方法を取ることができます（**表4-6**）．本研究では主解析として，傾向スコアによる標準化を行い，感度分析（章末コラム参照）として傾向スコアマッチングを用いています．この辺りは，かなり難しい話になりますので，初学者は理解できなくても心配ありません．

注意すべき点としては，傾向スコア解析のような高度な統計手法を用いても，あくまで測定された交絡因子の影響を調整することができるだけであり，未測定の交絡因子（本研究においては体格指数，喫煙，

表4-6　傾向スコアを作成したあとの流れ(発展的事項)

方法	内容
①傾向スコアによる調整 (adjustment)	多変量解析（例：コックス回帰モデル）の中に傾向スコアそのものを投入します．これにより，傾向スコアを作るために用いた複数の交絡因子をそれぞれ調整した時と，大まかには同じ結果が得られます． 研究上のアウトカムの発生数が少なく，多くの交絡因子をモデルに投入することが難しい場合に，この方法が用いられることがあります．
②傾向スコアによるマッチング (matching)	比較する2つの群（例：DPP-4阻害薬群とビグアナイド群）から傾向スコアが近い人のペアを作っていきます．最終的に選ばれたペアによる2群は，患者の特徴が似ることになります．その後は，単純にアウトカムの発生を比較します． この方法の欠点は，マッチングされた人のデータしか解析に使われないため，本研究のように2群のうち片方の人数が少ないと，多くの人のデータが無駄になってしまうことです．
③傾向スコアによる標準化 (standardization)	ある群（ここではDPP-4阻害薬群）に対して，もう一方の群の各患者に，傾向スコア/（1−傾向スコア）を重み付けすることによって，疑似的な比較集団（pseudo-populations）を作ります．結果的に，2群はベースラインの特徴が似ることになります． この方法の利点は，本研究のように2群の人数が大きく異なるときにも，手持ちデータの（ほぼ）すべてを統計解析に使えることです． なお，傾向スコア/（1−傾向スコア）を，本論文では「標準的な死亡率/罹患率比（standard mortality/morbidity ratio [SMR]）による重み」と呼んでいます．

アルコール摂取量，血糖値，糖尿病の重症度，腎機能，血中脂質など）の影響を完全に取り除くことはできません．

　以上のような統計解析により，各糖尿病治療薬と比較したDPP-4阻害薬の各アウトカムに対する調整後ハザード比（95％CI）が求められました．その結果は以下のとおりです．

・ビグアナイドとの比較：心筋梗塞1.48（1.20～1.82），心不全1.46（1.31～1.62），脳卒中0.99（0.55～1.76）

・SU剤との比較：心筋梗塞0.84（0.72～0.98），心不全0.86（0.81～0.92），脳卒中0.77（0.47～1.27）

・α-グルコシダーゼ阻害薬との比較：心筋梗塞0.98（0.82～1.17），心不全1.12（1.04～1.21），脳卒中0.87（0.53～1.41）

　調整後ハザード比が1より大きい場合にはDPP-4阻害薬のほうがリ

88002-922 JCOPY

スクが高い，逆に調整後ハザード比が1より小さい場合にはDPP-4阻害薬のほうがリスクが低い（つまり安全である），と解釈できます．心筋梗塞と心不全については，DPP-4阻害薬はビグアナイドよりリスクが高く，SU剤よりはリスクが低く，α-グルコシダーゼ阻害薬と同程度である，と読み取れます．脳卒中については，95％CIが1をまたいでいることから，どの糖尿病治療薬と比べても違いがないと解釈できます．

 ## おわりに

　以上のように，日本のリアルワールドデータであるNDBを用いて，DPP-4阻害薬の単剤療法の心血管障害リスクが評価されました．DPP-4阻害薬使用者の入院を要する心筋梗塞と心不全のリスクは，ビグアナイド使用者よりも有意に高く，SU剤処方者よりも有意に低く，α-グルコシダーゼ阻害薬使用者との間に大きな違いは認められませんでした．

　本研究は観察研究であり，特に本研究における重要な交絡因子（例：体重や糖尿病のコントロール状態）が未測定であることが大きな限界です．今回のような結果が得られた理由の1つとして，ビグアナイド使用群は糖尿病が軽度で心血管障害のリスクがもともと低く，SU剤処方者は糖尿病が重度で心血管障害のリスクがもともと高かったのかもしれません．つまり，今回の結果は，DPP-4阻害薬自体の影響だけではなく，患者背景の違いを反映している可能性も残ります．

　それでも，DPP-4阻害薬がSU剤やα-グルコシダーゼ阻害薬使用群に比べて心血管障害リスクが高くないと結論されたことは，この新しい薬に対する1つの安心材料になります．これまで，医薬品の製造販売後の安全性評価が日本のリアルワールドデータベースを用いて行われた事例はほとんどありませんでした．しかし，欧米の研究結果は，日本人にどこまであてはまるかは不明です．本研究は，日本で直接このような大規模な医薬品の安全性の検討ができることを示す初期の事例です．今後，このような日本発の研究が増えていくでしょう．

今回，DPP-4阻害薬がビグアナイドより心血管障害のリスクが高いと示唆されたことについては，今後さらなる検討の余地があります．一般に，1つの研究だけで医薬品の規制が大きく動くことは極めて稀です．つまり，今回の研究だけで，DPP-4阻害薬の添付文書が変わることはないでしょう．それでも，今回の研究はDPP-4阻害薬とビグアナイドの比較が重要であることを示唆しており，場合によってはRCTがあらためて求められるかもしれません．

　このように，医薬品の適正使用のためには，介入研究と観察研究の結果を合わせて，時にはRCTとリアルワールドデータ研究の間を行ったり来たりしながら，大きな視点で解釈すべき時代が来ています．

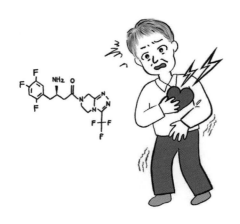

Column ― 感度分析とは

　本章で見てきたように，リアルワールドデータベースを用いた観察研究においては，対象集団，曝露，アウトカム，交絡因子を定義し，また統計解析を行う際にはさまざまな仮定が必要です．これらの仮定は，医療現場の慣習や過去の同様の研究に準じた，適切な仮定であることが望まれます．一方，もしそれぞれの仮定が異なっていたとしたら，研究結果がどの程度変化し，結論まで変わりうるか，検討しておくことも必要でしょう．

　このように，研究方法や統計モデルを変更することによって，結果がどのような影響を受けるかを検討する分析を感度分析（sensitivity analysis）と呼びます．

　多くの場合，感度分析の詳細や結果は，論文内や Web 付録（Appendix または Supplements）に示されます．本研究では，なんと 10 種類の感度解析が行われていました．

　　① 1：1 の傾向スコアマッチング解析

　　②外来（outpatient）で付けられた病名も含むアウトカムの広い定義

　　③糖尿病治療薬の新規使用者の定義の変更

　　④心血管障害既往のある患者の定義の変更

　　⑤曝露定義のギャップ期間を 60 日に変更

　　⑥曝露定義のギャップ期間を 90 日に変更

　　⑦ Intention-to-treat（ITT）解析

　　⑧レセプト上の死亡を打ち切り条件に追加

　　⑨年齢カテゴリーの変更

　　⑩心血管障害既往歴の有無によるサブグループ解析

　その結果，10 種類の感度分析のほとんどで主解析と同様の結果が得られました．つまり，本研究は，少々の仮定の変更で結論が変わるものではなく，頑健（robust）であると言えます．

📖 引用文献

1) Langan SM, Schmidt SA, Wing K, et al.：The reporting of studies conducted using observational routinely collected health data statement for pharmacoepidemiology（RECORD-PE）. BMJ 363：k3532, 2018

2) 奥山絢子, 岩上将夫, 友滝　愛 他：日々の診療情報を用いた研究報告の質向上への提案 2 - RECORD-PE：The REporting of studies Conducted using Observational Routinely collected health Data statement for Pharmacoepidemiology（日常的に観察されて集められる健康情報を用いて行われる薬剤疫学研究の報告に関する声明）の日本語版について-. 医療の質・安全学会誌 14（2）：133-138, 212-233（資料 2）, 2019

3) Yasunaga H：Real World Data in Japan：Chapter I NDB. Annals of Clinical Epidemiology 1（2）；28-30, 2019

4) Hirose N, Ishimaru M, Morita K, et al.：A review of studies using the Japanese National Database of Health Insurance Claims and Specific Health Checkups. Annals of Clinical Epidemiology 2（1）；13-26, 2020

5) U.S. Food and Drug Administration：Guidance for industry diabetes mellitus：evaluating cardiovascular risk in new antidiabetic therapies to treat type 2 Diabetes. 2008（https://www.fda.gov/media/71297/download）

6) European Medical Agency：Guideline on clinical investigation of medicinal products in the treatment or prevention of diabetes mellitus. 2012（http://www.ema.europa.eu/docs/en_GB/document_library/Scientific_guideline/2012/06/WC500129256.pdf）

7) Nissen SE, Wolski K：Effect of rosiglitazone on the risk of myocardial infarction and death from cardiovascular causes. N Engl J Med 356（24）：2457-2471, 2007

8) Graham DJ, Ouellet-Hellstrom R, MaCurdy TE, et al.：Risk of acute myocardial infarction, stroke, heart failure, and death in elderly Medicare patients treated with rosiglitazone or pioglitazone. JAMA 304（4）：411-418, 2010

9) 日本糖尿病学会：糖尿病診療ガイドライン 2019. 南江堂, 東京, 2019

10) 岩上将夫, 青木事成, 赤沢学, 他：「日本における傷病名を中心とするレセプト情報から得られる指標のバリデーションに関するタスクフォース」報告書. 薬剤疫学 23（2）：95-123, 2018

11) 医薬品医療機器総合機構：製造販売後データベース調査で用いるアウトカム定義のバリデーション実施に関する基本的考え方の策定について. 2020（https://www.mhlw.go.jp/hourei/doc/tsuchi/T200803I0020.pdf）

第 5 章

症例対照研究

Key Point

✓ 症例対照研究は，アウトカムを発生した症例 (case) と発生していない対照 (control) から，過去の曝露についての情報を収集する研究デザインです．

✓ 一次データ収集を伴う研究だけでなく，既存データの二次利用による研究の際にも，必要なサンプルサイズを減らし効率よく研究を進めるために症例対照研究デザインを用いることがあります．

✓ 適切に行われた（適切に対照をサンプリングし，適切な統計解析を行った）症例対照研究では，その背景にあるコホート集団でコホート研究を行ったときと同様の結果 (相対リスクの値) が得られます．

<症例対照研究の論文のチェックポイント>

①症例対照研究の背景に想定されているコホート集団は？

②症例の同定の仕方は？

③対照の選び方は？

④曝露の同定の仕方は？

⑤求められたオッズ比の解釈は？

症例対照研究とは

 症例対照研究の概要

　まず，喫煙と肺がんの関係を例に，症例対照研究のポイントを理解しておきましょう．前章で取り上げたコホート研究は，喫煙する人々（曝露群）としない人々（非曝露群）の間で肺がんの発生率を比較する研究デザインです．一方，症例対照研究は，肺がんが発生した人々（症例またはケースと呼ばれる）と発生していない人々（対照またはコントロールと呼ばれる）の過去の喫煙歴を振り返る研究デザインです（図5-1）.

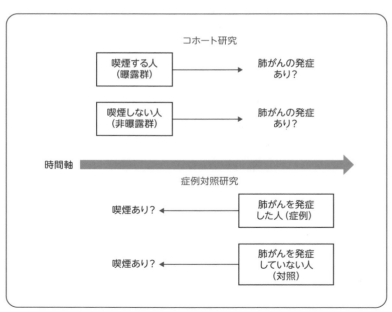

図 5-1　コホート研究と症例対照研究（喫煙と肺がんの例）

88002-922 JCO

さて，観察研究では，なぜコホート研究を差し置いて，症例対照研究デザインを選択することがあるのでしょうか？　その理由は，一次データ収集と二次データ収集とで少し異なります．

1）一次データ収集を伴う研究における症例対照研究デザインの選択

コホート研究を計画した場合，喫煙者と非喫煙者の研究協力者を集め，その人たちを一定期間追跡する必要があります．追跡は，手間も時間もお金もかかる作業です．一方，症例対照研究を計画すると，肺がんを発症した人々としていない人々に，過去の喫煙歴をたずねるだけですので，比較的早く安価にデータ収集ができることが強みです．ただし，症例群のほうが過去の曝露状況を真剣に思い出そうとするなど，症例群と対照群で違いが生じることによるバイアス（思い出しバイアス；recall bias）には注意が必要です．

2）既存データの二次利用における症例対照研究デザインの選択

既存データの二次利用による観察研究の場合，すでにコホート（cohort）と言える集積された医療データが手元にあるわけですから，コホート研究デザインの選択が基本となります．しかし，それでもあえて症例対照研究を行うこともあります．その主な理由は，研究の効率（efficiency）を上げるためです．本章で取り上げる論文の例では，コホート研究を行うと 600 万人強のデータが必要になるのに対し，症例対照研究により 36,000 程度の少ないサンプルサイズのデータを用いるだけで研究を遂行することができています（130 ページコラム参照）．このように，症例対照研究デザインを選択することで，研究を効率よく行うことができる場面があります．

②　症例対照研究の統計解析

症例対照研究の統計解析では，オッズ比を求めます．まず，交絡因子がない単純な場合を考えてみましょう．**表 5-1** を縦方向にみて，症例のなかで曝露があった人々となかった人々のオッズ（a/b），対照の

なかで曝露があった人々となかった人々のオッズ（c/d）を計算した後，それらの比としてオッズ比 [(a/b) / (c/d) = ad/bc] を求めます．

なお，**表5-1** を横方向にみて，曝露ありのなかでアウトカムが発生した人と発生しなかった人のオッズ（a/c）と曝露なしでのオッズ（b/d）より，オッズ比を計算しても，(a/c) / (b/d) = ad/bc となります．

表5-1　オッズ比の計算

	アウトカムあり （症例）	アウトカムなし （対照）
曝露あり	a	c
曝露なし	b	d

アウトカムから見た曝露のオッズ比=(a/b)/(c/d)
= ad/bc
曝露から見たアウトカムのオッズ比=(a/c)/(b/d)
= ad/bc

交絡因子を調整する場合には，多変量ロジスティック回帰分析により，調整後オッズ比を求めます．なお，症例対照研究では，本章で取り上げる論文のように，対照のサンプリングを行う際に，年齢，性別，地域などの特徴を症例と同じになるようマッチング（matching）を行うことが一般的です．マッチングされた症例と対照の対応（ペア）を考慮した統計解析として，条件付きロジスティック回帰分析（conditional logistic regression analysis）を行う必要があります．もし，対応を考慮しない普通のロジスティック回帰分析を行ってしまうと，誤った結果（オッズ比，95 % CI，P 値）が得られてしまいます．詳細については，関連書籍をご覧ください[1]．

以上のように，症例対照研究によって求めることができる結果はオッズ比のみです．コホート研究のようにリスクや発生率を求められないことが，症例対照研究の弱みとなります．

88002-922 JCO

STROBEチェックリスト

　論文に移る前に，あらためて第3章で紹介した，観察研究のための報告ガイドラインである STROBE 声明のチェックリストを確認しましょう（**表3-1**）．これから紹介する論文も，STROBE チェックリストに沿って記載されています．

　症例対照研究の論文を読む際に特に重要なチェックポイントは以下のとおりです．

　　①症例対照研究の背景に想定されているコホート集団は？
　　②症例の同定の仕方は？
　　③対照の選び方は？
　　④曝露の同定の仕方は？
　　⑤求められたオッズ比の解釈は？

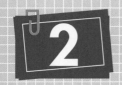

症例対照研究の例

取り上げる論文

Mancia G, et al.：Renin-Angiotensin-Aldosterone System Blockers and the Risk of Covid-19. N Engl J Med 382（25）：2431-2440, 2020
【タイトル和訳】
レニン - アンジオテンシン - アルドステロン系阻害薬と Covid-19 のリスク

 はじめに

　それでは症例対照研究の例を見てみましょう．2019 年終わり頃から新型コロナウイルス感染症（Coronavirus disease 2019, 以下 Covid-19）が世界各国で猛威を振るいました．先進国のなかで多くの死亡者が出た国は，米国，英国，イタリアです．イタリアのなかでも，特にロンバルディア州（州都はミラノ）では感染爆発が起こり，都市封鎖（lock down）が行われました．今回の論文は，ロンバルディア州のヘルスケアデータベースを解析した研究になります．

　感染が広がるなかで，降圧薬のアンジオテンシン変換酵素阻害薬（Angiotensin converting enzyme inhibitor, ACE 阻害薬）やアンジオテンシンⅡ受容体拮抗薬（Angiotensin Ⅱ receptor blocker, ARB）が Covid-19 の感染のリスク，あるいは感染してからの重症化のリスクを高めるのではないかという噂が立つようになりました．この噂は，「コロナウイルスは細胞の表面に存在する ACE2 受容体への結合を通じて感染する」，「ACE 阻害薬・ARB は細胞表面の ACE2 の発現を上昇させる」といった，生物学的なメカニズムが根拠となっているようです．

もし ACE 阻害薬・ARB が本当に Covid-19 のリスクを高めるので
あれば，ACE 阻害薬・ARB を服用している患者には（Covid-19 が流
行している間は）一時的に服用をやめるという選択肢が挙がってきま
す．しかし，単に服用をやめた場合，血圧はおそらく上昇しますから，
代わりに他の降圧薬を開始したり増量したりする必要があるでしょ
う．さらに，ACE 阻害薬・ARB に特有の心・腎保護などの効果は，
他の降圧薬では補完できません．よって，ACE 阻害薬・ARB 継続の
是非は（懸念される）デメリットの可能性と（既知の）メリットを天秤
にかけて判断する必要があります（**図 5-2**）．

　さて，噂が広まり始めた時点で懸念されたことは，ACE 阻害薬・
ARB の服用を患者が自己判断で中止してしまう可能性であり，これ
は何としても防ぐ必要があります．また，継続の是非について薬剤師
や医師，看護師に患者から問い合わせが来る可能性があり，私たちは
その時点で得られる情報をもとに最善の判断を下さなければなりませ
ん．このようななか，世界中の研究者たちが急いでデータの収集・解
析・論文化を行いました．今回の論文は，このリサーチ・クエスチョ
ンに対する世界最初の大規模研究として，2020 年 5 月 1 日に *NEJM*
誌にオンライン出版された論文になります．

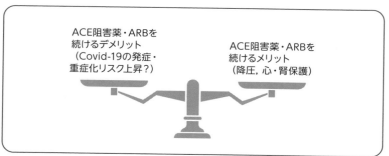

図 5-2　ACE 阻害薬・ARB を続けるメリット・デメリット

研究概要の把握

　まず論文のタイトルと抄録から，研究概要を把握しましょう（**表5-2**）．

表5-2　タイトルと抄録の和訳

タイトル	レニン-アンジオテンシン-アルドステロン系阻害薬と Covid-19 のリスク
背景	ARB や ACE 阻害薬の使用とコロナウイルス感染症 2019（Covid-19）のリスクとの間の潜在的な関連性については，十分に研究されていない．
方法	イタリアのロンバルディア州で一般住民ベースの症例対照研究を行った．2020 年 2 月 21 日から 3 月 11 日までの間に重症急性呼吸器症候群コロナウイルス 2（SARS-CoV-2）への感染が確認された症例 6,272 人と，地域保健サービスの受給者（対照）30,759 人を性別，年齢，居住地区でマッチさせた．選択した薬剤の使用および患者の臨床情報を，地域のヘルスケア利用のデータベースから入手した．ロジスティック回帰によって，交絡因子を調整した上で，薬剤と Covid-19 感染症との関連についてのオッズ比および 95％信頼区間を推定した．
結果	症例と対照の平均年齢（±標準偏差）は 68±13 歳で，37％が女性であった．ACE 阻害薬と ARB の使用は，症例のほうが対照よりも多かった．他の降圧薬や降圧薬以外の薬も同様であり，また症例のほうが臨床的な状態が悪かった．ARB または ACE 阻害薬の使用は，全体で Covid-19 との関連を示さず（調整後オッズ比，ARB 0.95 [95% CI 0.86～1.05]，ACE 阻害薬 0.96 [95% CI 0.87～1.07]），重症または致死的な経過をたどった症例についても関連を示さず（調整後オッズ比，ARB 0.83[95% CI 0.63～1.10]，ACE 阻害薬 0.91 [95% CI 0.69～1.21]），性別により層別化しても関連性は認められなかった．
結論	この大規模な住民ベースの研究において，Covid-19 患者は心血管疾患の有病率が高いため，ACE 阻害薬と ARB の使用頻度が対照群よりも高かった．しかし，ACE 阻害薬や ARB が Covid-19 のリスクに影響を与えるという証拠は認められなかった．

　なお，本研究のリサーチ・クエスチョンを PECO にあてはめたものは，コホート研究でも症例対照研究でも同様に，**表5-3** のようになります．

表5-3　PECO

P（Patients/Participants）：患者/対象者	イタリアのロンバルディア州の一般住民
E（Exposure）：曝露	ACE 阻害薬・ARB の処方がある人々
C（Comparison/Control）：比較対照	ACE 阻害薬・ARB の処方がない人々
O（Outcome）：アウトカム	Covid-19 の発症

88002-922 JCOP

ポイント解説

①症例対照研究の背景に想定されているコホート集団は？

> ・Methods – Target population and data sources 1 段落目
> "Residents in Lombardy, 40 years of age or older, who were beneficiaries of the Regional Health Service formed the target population (just over 6 million people, approximately 17% of the entire Italian population in that age group). Italian citizens have equal access to essential health care services provided by the National Health Service."
>
> 和訳：地域保健サービスの受給者である 40 歳以上のロンバルディア州の住民が対象集団となっている（600 万人強，同年齢層のイタリア全人口の約 17%）．イタリア国民は，国民保健サービスが提供する必須のヘルスケアサービスを平等に利用することができる.

　本論文では，明確に「コホート（cohort）」という記載はないものの，40 歳以上のロンバルディア州の住民が研究対象であり，実質的なコホート集団になっていると解釈できます．文章を見る限り，イタリアの医療システムのもとでは，住民が平等に医療にアクセスできることから，一般住民を代表したコホート集団と考えてよさそうです.

　症例対照研究において，背景に想定されているコホート集団を念頭に置くことは重要です．第 1 章で紹介したとおり，臨床研究の重要な目標の 1 つは，研究上の曝露（ここでは ACE 阻害薬・ARB の使用）がある人とない人のアウトカム（ここでは Covid-19 の発症）を比較し，曝露とアウトカムの関連の強さ（相対リスク）を正しく求めることです．この目標を達成するためには，コホート研究デザインが基本となります.

　一方，適切に行われた症例対照研究の結果（オッズ比）は，背景にあるコホート集団でコホート研究を行った際に得られる結果（相対リスクの値）と同様になります[1]．つまり，原則として，症例対照研究は，

コホート研究を行った場合の結果（相対リスクの値）を得るために行われます.

②症例の同定の仕方は？

・Methods – Case patients and controls 1 段落目

"Since February 21, 2020, patients with a diagnosis of Covid-19 have been revealed to the Regional Health Authority from several sources : public and private hospitals (persons seen in the first aid service for an acute respiratory infection and infected inpatients, including those who received assisted ventilation) ; general practitioners (symptomatic outpatients receiving only home care) ; municipal registries (deaths due to Covid-19) ; and laboratories accredited by the Regional Health Authority. Diagnosis was based on the protocol released by the World Health Organization — that is, positive nasopharyngeal swab specimens tested with at least two real-time reverse-transcriptase- polymerase-chain-reaction assays targeting different genes (E, RdRp, and M) of SARSCov-2."

和訳：2020 年 2 月 21 日以降, Covid-19 の診断を受けた患者は, 公立・私立病院（急性呼吸器感染症で救急外来を受診した人，人工呼吸器補助を受けた患者を含む感染入院患者），一般開業医（在宅ケアのみを受けている症状のある院外患者），自治体の登録（Covid-19 による死亡者），地域保健局に認定された検査機関, から地域保健局に報告された. 診断は世界保健機関が発表したプロトコル, つまり SARSCov-2 の異なる遺伝子（E, RdRp, M）を標的とした少なくとも 2 つのリアルタイム逆転写酵素 PCR アッセイにより鼻咽頭スワブ検体が陽性となること, に基づいて行われた.

本研究の症例は, ロンバルディア州の医療機関で, PCR 検査で厳

密に判定された Covid-19 の患者です．論文の記載を見る限り，ロンバルディア州で発生した Covid-19 の症例は網羅的に同定できていると考えてよいでしょう．もちろん，症状があっても自宅に閉じこもり検査を受けなかった Covid-19 患者は把握できないため，このような患者は症例群に入ることはなく，対照群に入ってしまう可能性はあります．しかし，このような人の数がそもそも少なければ，研究結果にはほとんど影響を及ぼさないでしょう．

一般に，症例の同定において重要なことは，症例定義の陽性的中度（ここでは，症例と判断された患者のうち，本当に Covid-19 に感染している患者の割合）が高いことです（104 ページコラム参照）．本研究では，PCR 検査の結果をもとに症例を同定しているため，症例の陽性的中度は高いと期待してよいでしょう．

③対照の選び方は？

・Methods – Case patients and controls 3 段落目
"For each case patient, up to five controls were randomly selected from the target population to be matched for sex, age at index date, and municipality of residence."
和訳：各症例患者について，性別，基準日の年齢，居住地区でマッチングした最大 5 名の対照を，対象集団からランダムに抽出した．

対照の選択に際して一番重要な点は，対照が背景にあるコホート集団（症例が見つかるコホート集団）を代表していることです．本研究の対象集団は，地域保健サービスの受給者（実質的にすべての住民）であるため，そのなかからランダムにサンプリングをすれば，おのずと症例は対象集団を代表していることになりますので，適切です．

一般住民を対象とした症例対照研究でやってはいけないことは，病院対照（hospital control），つまり対照をロンバルディア州の病院を受診した患者のなかからサンプリングしてしまうことです．病院を受診するような患者は，病院を受診しない患者を含む一般住民に比べて，

不健康な生活習慣（例：喫煙）を有する可能性は高いでしょうし，ACE 阻害薬・ARB などの内服薬を処方されている可能性も高いでしょう．そのような特殊な対照と比較して得られる結果（オッズ比）は解釈不能です．

　本研究では，症例に対して 5 倍の数の対照を抽出しています．一般に，サンプリングの比率を上げていくと 4 〜 5 倍くらいまでは統計的な検出力が大きく上昇し，それ以上の比率にしてもあまりメリットがないことが知られています．

　さらに，症例と対照は性別，基準日の年齢，居住地区でマッチング，つまり症例と対照で同じになるようにサンプリングをしています．年齢と性別は，Covid-19 の発症に影響を与える重要な因子です．また，居住地区（日本の郵便番号のようなもの）は多くのカテゴリーがあるため，後に統計解析で調整することは一般的に困難です．そこで，せっかく対照を取ってくるのであれば，これらの因子をマッチさせて取ってきたほうが，後で統計解析の段階で調整するよりも，統計学的な効率がよいと考えられています．この考え方についての詳細は，関連書籍をご覧ください[1]．

④曝露の同定の仕方は？

・Methods – Clinical features and drug exposure 2 段落目
"Major classes of antihypertensive agents (ACE inhibitors, ARBs, calcium-channel blockers, diuretics [including subtypes], and beta-blockers) that were dispensed to case patients and controls during 2019 were traced from the databases of health care use."
和訳：症例および対照に対して 2019 年の間に調剤された主なクラスの降圧薬（ACE 阻害薬，ARB，カルシウムチャネル拮抗薬，利尿薬［サブタイプを含む］，βブロッカー）をヘルスケア利用のデータベースから捉えた．

88002-922 JCOP

・Methods – Statistical analysis 2 段落目

"First, because records of exposure to antihypertensive drugs were not available after December 2019, data were analyzed according to three criteria — any prescriptions during 2019, at least three consecutive prescriptions during 2019, and at least one prescription in the last quarter of 2019, under the assumption that the two latter criteria might identify more reliably treatment that did not change."

和訳：降圧薬への曝露の記録が 2019 年 12 月以降は入手できなかったため，3 つの基準に従ってデータを解析した ―［その 3 つの基準とは］① 2019 年の間の処方（の有無），② 2019 年の間に少なくとも 3 回の連続した処方，および③ 2019 年の最後の四半期（10 〜 12 月）に少なくとも 1 回の処方，である．後ろの 2 つの基準は，治療が変更されなかった場合に［曝露の有無を］より確実に同定できるだろうという仮定に基づいている．

　本研究では，曝露の同定の方法として 3 種類を試し，同様の結果が得られるかどうか確認しています．①の方法では，2019 年の 1 年間に 1 回でも ACE 阻害薬・ARB を処方されていたか否かをもって曝露の有無を定義しています．降圧薬のような慢性疾患に対する治療薬は継続して処方される可能性が高いため，2019 年に 1 回でも処方されていれば，その患者はおそらく Covid-19 が感染爆発した 2020 年初めにも薬を内服しているだろう，という（やや大胆な）仮定に基づいています．

　しかし，この仮定は間違っている可能性もあります．例えば，症例群に含まれる患者 A さんは 2019 年には 1 度も ACE 阻害薬を処方されていなかったけれども，2020 年初めから新たに処方を受け，それが Covid-19 の発症に関連したかもしれません．逆に，対照として選ばれた B さんは 2019 年初めには ACE 阻害薬を処方されていたけれども，秋には中止となり，2020 年初めにはもう服用していないかもしれません．つまり，A さんは本来「曝露あり」にもかかわらず「曝露

なし」と判断してしまう誤分類 (misclassification), B さんは本来「曝露なし」にもかかわらず「曝露あり」と判断してしまう誤分類, が起こっている可能性があります.

曝露の誤分類の可能性があることは論文の筆者たちもおそらく認識しており, そこで, 曝露の定義の方法を変えて, ②と③の方法も試しています. ただし, ②と③の方法もまた, 違う形で誤分類の可能性をはらんでいます. つまり, 本論文で行われた 3 つの方法は, どれも完璧ではありません.

しかし重要なことは, この 3 つの異なる方法から得られた結果は, ほとんど同じであったことです. よって, 今回の研究の結論 (ACE 阻害薬・ARB と Covid-19 の発症に関連がなかったこと) は, おそらく曝露の誤分類によるものではないと考えてよいでしょう.

もちろん, 理想的には, 症例と対照の 1 人 1 人の記録を丁寧に確認したり, 追加のインタビューを行ったりして, 曝露の誤分類の可能性をできるだけ少なくするべきでしょう. しかし, 既存のデータベースを用いて重要なリサーチ・クエスチョンにいち早く答えるために研究を行う際には, 本論文のようなアプローチが取られることも多いと考えられます.

⑤求められたオッズ比の解釈は？

・Results – Case patients and controls 1 段落目
"Among the 6292 case patients, a control of the same sex, age, and municipality of residence could not be found for 20 persons. The remaining 6272 case patients (99.7%) who were included in the analysis were matched to 30,759 controls; the 1 : 5 matching was fully successful for 6015 included case patients, whereas fewer than 5 controls were available for the remaining 257 case patients (4.1%)."
和訳:6,292 人の症例患者のうち, 20 人については, 性別, 年齢, 居住地区が同じである対照が見つからなかった. 残りの 6,272 症

88002-922 JC

例（99.7%）は 30,759 人の対照とマッチングされ，解析に含まれた；6,015 例では 1 対 5 のマッチングは完全に成功したが，残りの 257 例（4.1%）では見つかった対照が 5 人未満であった．

・Results – Case patients and controls 2 段落目

"Table 1 shows that ARBs and ACE inhibitors were both more frequently prescribed in case patients than in controls. The percentage of patients who received ARBs was 22.2% among case patients and 19.2% among controls (relative difference, 13.3%); the percentage of patients who received ACE inhibitors was 23.9% and 21.4%, respectively (relative difference, 10.5%)."

和訳：Table 1 に示すとおり，ACE 阻害薬・ARB は，いずれも対照群よりも症例群で処方頻度が高いことがわかった．ARB の処方率は症例で 22.2%，対照で 19.2%（相対差 13.3%），ACE 阻害薬の処方率は症例で 23.9%，対照で 21.4%（相対差 10.5%）であった．

・Results – ARBs, ACE inhibitors, and Covid-19 1 段落目

"Table 2 shows unadjusted estimates of the risk of Covid-19 according to the drugs shown in Table 1, which suggested a possible effect. However, after multivariable adjustment, neither ARBs nor ACE inhibitors had a significant association with the risk of Covid-19."

和訳：Table 2 において，Table 1 に示した薬剤に応じた Covid-19 のリスクの未調整の推定値 [オッズ比] からは，[ACE 阻害薬・ARB が COVID-19 発症に対して] 影響がある可能性が示唆された．しかし，多変量調整後は，ARB も ACE 阻害薬も Covid-19 のリスクとの有意な関連は認められなかった．

論文の Table 1 を見ると，ACE 阻害薬の処方割合は症例群 23.9 %，対照群 21.4 %，ARB の処方割合は症例群 22.2 %，対照群 19.2 %と，症例群のほうがやや多いことが読み取れます．ここでは，症例群と対照群の各項目の割合を比較するために，相対差＝（症例群の割合 − 対照群の割合）/ 症例群の割合，という指標を求めています．例えば，ACE 阻害薬の相対差は(23.9 − 21.4)/23.9 ≒ 0.105(10.5 %)と計算されます．

　大きなサンプルサイズの研究では，統計学的検定をするとほとんど $P < 0.001$ になってしまうので，P 値の計算自体あまり意味がありません．そこで近年,相対差や標準化差(standardized difference)といった，サンプルサイズに関係なく 2 群間の違いの大きさを表す指標を求めることが多くなっています．

　次に，論文の Table 2 を見ると，未調整オッズ比（95 % CI）は ACE 阻害薬が 1.16（1.08 ～ 1.24），ARB が 1.20（1.12 ～ 1.29）です．これらのオッズ比（アウトカムから見た曝露のオッズ比）は，前述のとおり，背景にあるコホート集団でコホート研究を行った時の相対リスク（曝露から見たアウトカムの相対リスク）に等しくなります．つまり，ACE 阻害薬・ARB の使用者では Covid-19 のリスクが高いと解釈できます．

　しかし，多変量ロジスティック回帰モデルでさまざまな変数（併用薬や併存疾患など）を調整すると，調整後オッズ比（95 % CI）は ACE 阻害薬が 0.96（0.87 ～ 1.07），ARB が 0.95（0.86 ～ 1.05）となり，統計学的に有意な結果ではなくなりました．これは，一緒に調整した併用薬や併存疾患が，ACE 阻害薬・ARB と Covid-19 発症の間の交絡因子であったことを意味します．

　つまり，ACE 阻害薬・ARB が Covid-19 のリスクを上げているのではなく，ACE 阻害薬・ARB を処方されるような患者の背景が Covid-19 のリスクと関連していた，ということです．このように，交絡因子の影響が大きい観察研究では，多変量回帰分析の結果を真実に近い（曝露とアウトカムの間の）関連の強さと解釈されます．

　以上から，ACE 阻害薬・ARB 自体は Covid-19 の発症リスクを高めることはない，つまり，コロナ禍でも ACE 阻害薬・ARB を継続

88002-922

して問題ないだろう，という結論になりました．

 おわりに

　実は，本論文が掲載された 2020 年 5 月 1 日に，*NEJM* 誌にはもう 1 つ同じ結論を示した論文が掲載されました[2)]．米国ニューヨークで Covid-19 の検査を受けた 12,594 人を対象としたコホート研究で，ACE 阻害薬・ARB の使用は（検査を行った人のなかで）検査の陽性化やその後の重症化と有意に関連しないことが示されました．

　NEJM 誌は同日にこれらの 2 つの論文をまとめて発表し，さらに論説（editorial）も掲載することで[3)]，ACE 阻害薬・ARB が Covid-19 の発症にも重症化にも影響を及ぼさないことを強調しました．こうして，コロナ禍のパニックで，ACE 阻害薬・ARB を患者が安易に中止してしまう可能性は最小限に食い止められました．

　以上のように，世の中のさまざまな動きに伴って，ある医薬品の安全性について，急に社会から懸念や心配が沸き上がることは時々あります．このような時に，悠長に RCT や前向きコホート研究を計画する時間的余裕はありません．現状得られるデータリソースを最大限活用し，いち早く最善の答えを出すことが重要です．このような場面で，特にリアルワールドデータ研究は強みを発揮できるでしょう．

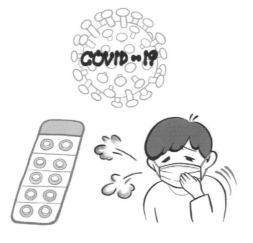

　実は，本章で取り上げた既存データを用いた研究は，コホート研究として行うことも十分可能です（図5-3）．それではなぜ，本研究の著者らは，コホート研究でなく症例対照研究を選択したのでしょうか？それは，症例対照研究のほうが研究の効率（efficiency）が良いからです．

　本研究をコホート研究として行った場合，データベースに含まれる600万人強の研究対象集団のなかで，2019年の1年間にACE阻害薬・ARBを処方された患者を曝露群，処方されていない残りの住民を非曝露群とみなし，2群のCovid-19の発生率を比較することになります．

　しかし，ここでの問題点は，アウトカムの発生率の低いコホート研究では，扱うデータ量が非常に大きくなることです．仮にACE阻害薬・ARBの使用者が数万人いた場合，数万人の曝露群と600万人近くの非曝露群を比較することになります．600万人分のリアルワールドデータ（背景情報，入力病名，処方薬，検査値など）の容量は大きく，高性能・大容量のコンピューターを用意する必要があるでしょう．

　なお，研究対象者のなかから一部の患者をサンプリングすることで，データの容量を減らすことは可能です．しかし，そうすると今度は，アウトカムの発生数が少なくなってしまいます．例えば，600万人から10％サンプリングした場合，単純計算でCovid-19発症者はわずか600人です．

　これに対し，症例対照研究デザインを選択すると，6,000人強の症例（Covid-19患者）と約5倍の3万人強の対照（Covid-19ではない住民）のデータだけ解析に使えばすみます．さらに，この合計36,000人のなかにCovid-19発症者6,000人が全員含まれているわけですから，研究の統計学的な検出力を落とさずに，少ないサンプルサイズで精度の高い研究が行えることになります．

　また，データベースの管理者や倫理委員会の審査委員はおそらく，全600万人強の医療データをすべて研究者に渡すよりも，36,000人分のデータを渡すだけのほうが，セキュリティや個人情報保護の観点からも安心でしょう．

以上のような理由を加味して，本研究の著者らは，症例対照研究デザインを選択したと考えられます．

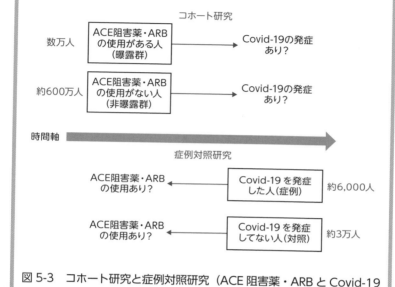

図 5-3　コホート研究と症例対照研究（ACE 阻害薬・ARB と Covid-19発症の例）

📖 **引用文献**

1）康永秀生，山名隼人，岩上将夫：超絶解説 医学論文の難解な統計手法が手に取るようにわかる本．金原出版，東京，2019 年
2）Reynolds HR, Adhikari S, Pulgarin C, et al.：Renin-Angiotensin-Aldosterone System Inhibitors and Risk of Covid-19. N Engl J Med 382（25）：2441-2448, 2020
3）Jarcho JA, Ingelfinger JR, Hamel MB, et al.：Inhibitors of the Renin-Angiotensin-Aldosterone System and Covid-19. N Engl J Med 382（25）：2462-2464, 2020

第 6 章

システマティックレビューと メタアナリシス

Key Point 👆

✓ システマティックレビューは，あるリサーチ・クエスチョンに対して，網羅的に論文・報告を特定し要約する方法であり，特にメタアナリシスは効果指標を数値として統合する手法です．

✓ システマティックレビューに含まれる各研究の質の評価は重要であり，Risk of Bias 2 (RoB 2) というツールを用いてバイアスを評価します．また，ファンネルプロットによって出版バイアスも評価します．

✓ メタアナリシスは，個別の研究結果を統合する方法であり，統合方法として固定効果モデルとランダム効果モデルという 2 種類の方法があります．結果の表示にはフォレストプロットという特徴的な手法を用い，さらに研究間の異質性の評価として I^2 統計量やコクランの Q 検定を用います．

<システマティックレビュー・メタアナリシスの論文のチェックポイント>
①検索方法と研究の適格基準 (選択基準と除外基準) は？
②フローチャートと研究の特徴は？
③研究の質と出版バイアスは？
④メタアナリシスに用いられたモデルと異質性は？
⑤主要アウトカムの結果とフォレストプロットは？

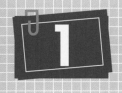

システマティックレビューとメタアナリシスとは

 システマティックレビュー

　システマティックレビュー（systematic review）は，系統的レビューとも呼ばれ，明確に定義した問い（リサーチ・クエスチョン）に対して，関連する既存の情報を網羅的に検索し，各研究のバイアスを評価したうえで，一定水準以上の質の研究結果に基づいて結論を導く研究手法です．特に，個々の研究では対象者数が十分に得られず統計学的な検出力に乏しい場合や，複数の研究で相反（conflicting）する結論が得られている場合などに効果的です．

1）システマティックレビューの流れ

　図 6-1 にシステマティックレビューの流れを示します．まず，ランダム化比較試験（randomized controlled trial, RCT）や観察研究と同様に，明確に定義した問いを PICO（PECO）の形に定式化します．次に，対象とする研究の選択基準および除外基準を設定し，その問いに関する情報（論文，報告書，学位論文）をさまざまな検索語を用いてできるだけ網羅的に検索します．

　論文の検索については，少なくとも 2 つ以上の文献検索データベースを用いて検索することが推奨されています[1]．例えば，本章で取り上げる研究では，Medline（PubMed），Embase，Cochrane Library，および精神科系に特化した PsycINFO，の 4 つのデータベースを用いて論文を検索しています．各データベースの使い方について知りたい方は，本書の姉妹書である『膨大な医学論文から最適な情報に最短でたどり着くテクニック』（新興医学出版社）をご覧ください．

　さらに，一般的な文献レビューでは論文のみを検索しますが，シス

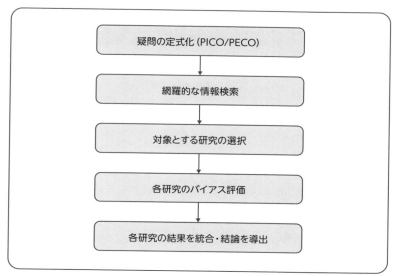

図6-1　システマティックレビューの流れ

テマティックレビューでは，論文だけではなく報告書や学位論文など
の "grey literature" も対象とし，できる限り広範に情報を収集します．
あわせて，特定された資料の引用文献も確認します（「孫引き」とも呼
ばれます）．さらに，論文中の記載が不明瞭な場合などは，論文の著
者への問い合わせが行われることもあります．

　その後，タイトルと抄録をスクリーニングし，全文まで確認する論
文等を選択します．全文を確認後，除外基準にあてはまる場合には除
外し，次の各研究の質の評価に進みます．

2) 各研究の質の評価

　続いて，各研究の質をバイアスの有無や程度に基づいて評価します．
RCT のみを対象としたシステマティックレビューにおいては，コク
ラン（Cochrane）によって作られた「Risk of Bias（RoB）」というツー
ルが用いられます．RoB は当初，6つのドメイン（領域；domain）に
基づいてバイアスのリスクを評価するものでした[2]．その後，バイア
スがどのような原因から生じるかという観点から5つのドメインに整

表 6-1　Risk of Bias 2（RoB 2）

バイアスのドメイン	主な質問
（1）ランダム化の過程から生じるバイアス	割り付けの順序はランダムか.
	割り付けの順序は，参加者が登録され介入を割り付けられるまで隠蔽（conceal）されているか.
	群間のベースライン特性の違いは，割り付け過程に問題があったことを示唆するか.
（2）意図する介入からの逸脱によるバイアス	参加者は試験中にどの治療に割り付けられたか知っていたか.
	ケアや介入の提供者は，参加者がどの治療に割り付けられたか知っていたか.
	治療の割り付けの効果を推定するのに，適切な解析が用いられたか.
（3）アウトカムデータの欠測によるバイアス	アウトカムデータは，ランダム化された参加者全員，あるいはほぼ全員で得られたか.
（4）アウトカムの測定におけるバイアス	アウトカムの測定方法は不適切ではなかったか.
	アウトカムの測定や確認は，群間で異なった可能性があるか.
（5）報告する結果の選択におけるバイアス	結果を生成したデータは，事前に設定された解析計画にしたがって解析されたか.

（Sterne JAC, Savović J, Page MJ, et al.：RoB 2：a revised tool for assessing risk of bias in randomised trials. BMJ 366：l4898, 2019[3)]の Table 1 より引用改変）

理し直され，RoB 2 として用いられるようになりました（**表 6-1**）[3)].
研究ごとに各ドメインのバイアスを評価した後，総合的な研究の質として，低（low），懸念あり（some concerns），高（high）に区分します.
各研究のバイアスを評価した後，事前に決められた一定の水準を満たす（できるだけ）質の高い研究を最終的な解析の対象とします.

　ちなみにコクランは，1992 年にイギリスでコクラン共同計画として発足し，治療と予防に関する医療情報を定期的に吟味し，世界に向けて発信している組織です.

3）出版バイアスの評価

　さらに，システマティックレビューでは，出版バイアス（publication bias）の評価も行います. 出版バイアスとは，好ましい結果（例：治療の有効性が示された結果）が得られた研究が積極的に論文として出版され，そうでない研究結果は世の中に出ていないことによって起こるバイアスです. 出版バイアスは報告バイアス（reporting bias）とも呼

88002-922 JCOP

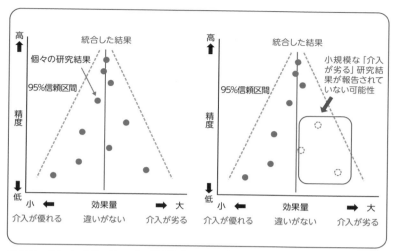

図6-2　ファンネルプロット（出版バイアスがない場合［左］とある場合［右］）

ばれます.

　出版バイアスの評価は，ファンネルプロット（funnel plot）で視覚的に確認されます（図6-2）．ファンネルとは漏斗（ろうと）のことです．ファンネルプロットは，横軸に研究ごとの効果量（例：リスク比），縦軸にその精度（例：効果量の標準誤差の逆数）をプロットしたものです．一般にサンプルサイズが大きく精度の高い研究は上のほうにプロットされます.

　もし行われた研究がすべて報告されていたとしたら，個々の研究結果は真の値のまわりにばらつくはずです．よって，プロットが左右均等にばらついていれば出版バイアスはなさそう，逆にプロットに偏りがあれば出版バイアスがありそう，と判断します.

② メタアナリシス

　メタアナリシスは，システマティックレビューにおいて，複数の研究結果を定量的に統合して，ひとつの効果量を算出する統計手法です．システマティックレビューとメタアナリシスはセットで行われることが多いと言えます．しかし，メタアナリシスだけが行われることは基

本的にはありません.

　メタアナリシスの論文を読む際に押さえておくべきキーワードがいくつかあります. 研究間のばらつきを示す異質性(heterogeneity), それを測定するための尺度である I^2 統計量やコクランの Q 検定, 研究結果の統合方法として固定効果モデル(fixed-effect model)とランダム効果モデル(random-effect model, 変量効果モデルとも呼ばれる), 結果を図示する方法であるフォレストプロット(forest plot)です(後述).

1) I^2 統計量とコクランの Q 検定

　異質性は, 研究間のさまざまな要素(対象者, 介入, 比較対照など)のばらつきのことを意味します. 一般的に, 異質性が低い似通った研究を統合することは問題ないと考えられています. 一方, 異質性が高い研究は, 安易に統合すべきでないかもしれません. 例えば I^2 統計量が 50 % を超えると異質性が高いと判断します. コクランの Q 検定を用いる場合には, 統計学的に有意(多くの場合 $P < 0.05$)であれば異質性があると判断します. しかし, 対象となる研究数が多くなるほど統計学的に有意になりやすいため, 注意が必要です.

2) 固定効果モデルとランダム効果モデル

　複数の研究結果を統合するとき, 各研究の対象者数やイベント発生数を単純に合算し, 全体での割合を求めることは統計学的に妥当ではありません. そこで, 研究の大きさに応じて「重み付け」を行う必要があります. 一般に, 対象者数が多い研究の重みは大きく, 少ない研究の重みは小さくなります. この重み付けを行う際, 固定効果モデルとランダム効果モデルという 2 つの方法を採りえます.

　固定効果モデルを使うときには, メタアナリシスの対象とする複数の研究を, あるひとつの真の値を共有するまったく同じ研究が複数回実施されたものと考えます(図 6-3). 各研究結果の違いは偶然誤差(ばらつき)によるもの, つまり各研究結果は真の値の周辺にばらついたものとみなします. 一方, ランダム効果モデルを使うときには, そも

88002-922 JCOP

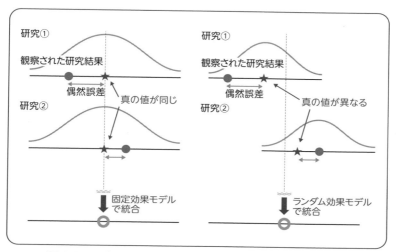

図 6-3　固定効果モデル（左）とランダム効果モデル（右）

そも対象とする研究間には何らかの違いがあり，研究ごとに真の値が
あると考えます．つまり，各研究結果の違い＝研究間の真の値の違い
＋偶然誤差（ばらつき）によるもの，とみなします．

　実際の研究においてどちらのモデルを主解析として採用するかどう
かは，どちらの前提が生物学的・医学的に適切か，および異質性の大
きさによって判断します．一般的には，異質性の低い研究を統合する
ときには固定効果モデル，異質性の高い研究を統合するときにはラン
ダム効果モデルが適当であると考えられています．

Column — ネットワークメタアナリシスとは

　ある疾患の治療を考えるとき，複数の治療選択肢が存在することがよくあります．しかし，治療Aと対照（プラセボ薬）を比較した複数のRCTの研究結果と，治療Bと対照（プラセボ薬）を比較した複数のRCTの研究結果があっても，治療Aと治療Bを「直接（head-to-head）比較」したRCTが，まったく存在しないこともあります．このような状況で，治療Aと治療Bのどちらが優れるのかは，臨床的に興味のあるところです．

　そういった状況で活躍するのがネットワークメタアナリシス（network meta-analysis）です．メタアナリシスの応用形であるネットワークメタアナリシスでは，既存の研究結果を適用して，治療Aと治療Bを「間接的に比較」します．多くの治療選択肢を比較する場合は，図 6-4 のようにネットワーク状に数多くの比較が行われます．なお，丸の大きさは各治療の対象者数の合計，線の太さは直接比較された対象者数の合計を反映しています．

　近年ネットワークメタアナリシスの研究を目にすることも多くなりましたが，通常のシステマティックレビュー・メタアナリシスのポイント（各研究の妥当性や異質性の評価など）を押さえておくことが重要です．

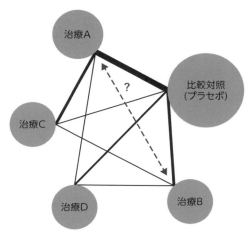

図 6-4　ネットワークメタアナリシス

88002-922 JCOP

PRISMAチェックリスト

　システマティックレビューを論文として執筆する際には，検索に用いた用語や研究の選択方法などを明記し，再現性（reproducibility：同じ方法で行うと同じ結果が得られること）を確保することが求められます．システマティックレビューの論文は，報告ガイドラインであるPRISMA（プリズマ；Preferred Reporting Items for Systematic Reviews and Meta-Analyses）に従って記述されます．論文の構成や記載事項を知っておくと，論文を読む上でも非常に有用です．対象とする研究の選択・除外のためのフローチャート（PRISMA フロー図）や記載事項のチェックリスト（PRISMA チェックリスト，**表6-3**）は，日本語版も準備されており，一度目を通しておくとよいでしょう[4]．

表6-3　PRISMA チェックリスト

大項目	番号	チェックリスト項目
タイトル		
タイトル	1	「システマティック・レビュー」であることを明示する．
抄録		
構造化抄録	2	(PRISMA 2020 抄録チェックリストを参照) 章（大項目）：タイトル，背景（目的），方法（適格基準，情報源，バイアスリスク，結果の統合），結果（採用した研究，結果の統合），考察（エビデンスの限界，解釈），その他（資金，登録）
緒言		
論拠	3	レビューの論拠を既知の事実に照らして記述する．
目的	4	レビューの目的またはリサーチ・クエスチョンの明確な説明をする．
方法		
適格基準	5	レビューの組み入れ基準と除外基準，および統合のために研究がどのようにグループ化されたかを記載する．
情報源	6	すべてのデータベース，研究登録，Web サイト，組織，文献リスト，研究を特定するために調べたり，助言を求めた情報源を記載する．それぞれの情報源が最後に調べられた日付を記載する．
検索戦略	7	用いたフィルターや制限も含め，すべてのデータベース，試験登録，Web サイトの完全な検索戦略を記載する．
選択プロセス	8	各記録と取得した各報告をスクリーニングしたレビューアの数，独立して作業したかどうか，該当する場合はプロセスで使用した自動化ツールの詳細を含め，ある研究がレビューの選択基準を満たしているかどうかを判断するために使用した方法を記載する．

データの収集 プロセス	9	各報告からデータを収集したレビュー担当者の数,独立して作業したかどうか,研究調査員からデータを取得または確認するためのプロセス,および該当する場合は,プロセスで使用した自動化ツールの詳細を含め,報告からデータを収集するために使用した方法を記載する.
データ項目	10a	求めたデータに対するすべてのアウトカムをリスト化して定義する.各研究の各アウトカム変域と共用するすべての結果を求めたかどうか(たとえば,すべての測定値,時点,分析)を記載し,そうでない場合は,収集する結果を決定するために使用した方法を記載する.
	10b	求めたデータに対する他のすべての変数をリスト化して定義する(例:参加者と介入の特性,資金源).欠測や不明確な情報について用いられた推定を記載する.
研究論文のバ イアスリスク 評価	11	使用したツールの詳細,各研究を評価したレビューアの数,独立して作業したかどうか,該当する場合はプロセスにおいて用いた自動化ツールの詳細を含め,組み入れた研究におけるバイアスリスクを評価するために用いた方法を記載する.
効果尺度	12	おもな要約尺度(例:リスク比,平均差)を記載する.
研究の統合	13a	各統合のための適格となる研究を決定するのに用いたプロセスを記載する.
	13b	欠測している要約統計量の処理やデータ変換のような,表示または統合のためにデータ準備に必要な方法を記載する.
	13c	個々の研究と統合の結果を表にしたり,視覚的に表示したりするために使用した方法を記載する.
	13d	結果を統合するために使用した方法を記載し,その選択の根拠を示す.メタアナリシスを実行した場合は,モデル,統計学的異質性の存在と程度を特定する方法,および使用したソフトウェアパッケージを記載する.
	13e	研究結果間の異質性の考えられる原因を探索するために用いた方法を記載する.
	13f	統合結果の頑健性を評価するために実施した感度分析について記載する.
報告バイアス	14	統合の結果において欠測した結果によるバイアスリスクを評価するために使用した方法を記載する(報告バイアスから生じる).
確実性の評価	15	アウトカムにおけるエビデンス総体の確実性(または信頼性)を評価するために使用した方法を記載する.
結果		
研究の選択	16a	検索で特定した記録数からレビューで採用した研究数まで,理想的にはフローチャートを用いて,検索と選択プロセスの結果を記載する.
	16b	選択基準を満たしているように見えるが除外された研究を引用し,それを除外した理由を説明する.
研究の特性	17	採用した各研究を引用し,その特徴を示す.
研究内のバイ アスリスク	18	採用した各研究のバイアスリスクの評価を示す.

88002-922 JCOP

個々の研究の結果	19	各研究ごとにすべてのアウトカムを示す．（a）各グループの要約統計量（適切な場合）と（b）理想的には構造化した表とグラフを用いての効果推定量とその精度（例：信頼区間）．
統合結果	20a	統合ごとに，寄与する研究間の特徴とバイアスリスクを簡潔に要約する．
	20b	実施したすべての統計学的統合の結果を示す．メタアナリシスが行われた場合は，それぞれの要約した効果推定量とその精度（例：信頼区間）と統計学的異質性の評価を示す．グループを比較する場合は，効果の方向性を記載する．
	20c	研究結果間における異質性の考えられる原因のすべての調査結果を示す．
	20d	統合結果の頑健性を評価するために実施したすべての感度分析の結果を示す．
報告バイアス	21	評価した各統合に対して欠測した結果（報告バイアスから生じる）によるバイアスリスクの評価を示す．
エビデンス総体の確実性	22	評価した各アウトカムのエビデンス総体における確実性（または信頼性）の評価を示す．
考察		
	23a	他のエビデンスとの関連で結果についての全体的な解釈を示す．
	23b	レビューに含まれるエビデンスの限界について考察する．
	23c	実施したレビュープロセスの限界について考察する．
	23d	実践，政策，将来の研究のために結果の意味合いを考察する．
その他の情報		
登録とプロトコル	24a	試験登録名と登録番号を含むレビューの登録情報を提供する，またはレビューが登録されなかったことを記載する．
	24b	レビュープロトコルにアクセスできる場所を示す，またはプロトコルが準備されていなかったことを示す．
	24c	試験登録時またはプロトコルで示した情報の修正について記載し，説明する．
支援	25	レビューに対する財政的または非財政的支援の源泉，およびレビューにおける資金提供者と主宰者の役割を記載する．
利益相反	26	レビュー著者における利益相反を宣言する．
データ，コード，その他の資料の入手可能性	27	次のうちどれが公開されており，どこにあるかを報告する．テンプレートデータ収集フォーム，採用した研究から抽出したデータ，すべての分析で使用したデータ，分析コード，レビューで使用したその他の資料．

（上岡洋晴，金子善博，津谷喜一郎，他：「PRISMA 2020 声明：システマティック・レビュー報告のための更新版ガイドライン」の解説と日本語訳．薬理と治療 49：831-842，2021[4]より引用改変）

PRISMA 声明を踏まえて，システマティックレビュー・メタアナリシス研究の論文を読む際に特に重要なチェックポイントは以下のとおりです．

　①検索方法と研究の適格基準（選択基準と除外基準）は？

　②フローチャートと研究の特徴は？

　③研究の質と出版バイアスは？

　④メタアナリシスに用いられたモデルと異質性は？

　⑤主要アウトカムの結果とフォレストプロットは？

88002-922 JCOP

2 システマティックレビューとメタアナリシスの例

取り上げる論文

Højlund M, et al.：Standard versus reduced dose of antipsychotics for relapse prevention in multi-episode schizophrenia：a systematic review and meta-analysis of randomised controlled trials. Lancet Psychiatry 8 (6)：471-486, 2021

【タイトル和訳】

複数回エピソードの統合失調症の再発予防における抗精神病薬の標準用量と低用量の比較：ランダム化比較試験のシステマティックレビューとメタアナリシス

 はじめに

　それでは，システマティックレビューとメタアナリシスの例をみてみましょう．2021 年に *Lancet* 系姉妹誌の 1 つでもある精神科系専門誌 *Lancet Psychiatry* 誌に発表された論文です．

　統合失調症の急性期および維持期の治療において，抗精神病薬は重要な役割を果たしています．これまでに，急性期治療後の維持療法に抗精神病薬を用いるほうが，再発リスクが低下することが示されており，ガイドラインでも推奨されています．しかし，症状安定後の抗精神病薬の最適な投与量については十分にわかっていませんでした．

　抗精神病薬はさまざまな副作用を引き起こし，QOL の低下，アドヒアランス不良や治療の中止につながる可能性があります．投与量と関連する副作用としては，錐体外路症状，高プロラクチン血症，鎮静が挙げられます．そこで，抗精神病薬の効果は維持したまま，必要最小限の投与量で治療を行うことで，副作用を回避することが期待でき

ます．さらに，抗精神病薬を減量あるいは中止したほうが回復率や機能的寛解率が高かったという報告も過去には認められました．

　本テーマについては，2011年の時点で一度システマティックレビュー・メタアナリシスが行われており，2群（標準用量群と低用量群）間で種々のアウトカム（治療中止，入院，再発）に統計学的な有意差はみられなかったものの，結論を出すにはデータが不十分であるとされました[5]．その後，第二世代の抗精神病薬を用いた研究が増加し，治療環境の変化もあることから，最新のデータに基づいて，改めてシステマティックレビュー・メタアナリシスが行われました．

 研究概要の把握

　まずタイトルと抄録を確認しましょう（**表6-4**）．本研究はシステマティックレビューとメタアナリシスを行った研究であることがタイトルに明記されています．

表6-4　タイトルと抄録の和訳

タイトル	複数回エピソードの統合失調症の再発予防における抗精神病薬の標準用量と低用量の比較：ランダム化比較試験のシステマティックレビューとメタアナリシス
背景	統合失調症患者において，抗精神病薬による維持療法の投与量の減量は，有害事象を最小化するために好ましい可能性がある．しかし，この [治療] 戦略のエビデンスは明確ではない．私たちは，抗精神病薬の低用量と標準用量のリスクとベネフィットを比較することを目的とした．
方法	Embase, Medline, PsycINFO, Cochrane Library の [それぞれの] データベース開設時点から2020年6月17日までの期間に，24週間以上続く統合失調症または統合失調感情障害の成人（ベースライン時点で臨床的に安定な患者）を対象として，同じ抗精神病薬の2用量以上を比較したランダム化試験を検索した．精神病の初回エピソードや治療抵抗性統合失調症の患者を対象とした試験は除外した．低用量（標準用量の下限値の50〜99％）および超低用量（同50％未満）を，標準用量（International Consensus Study の推奨治療用量の下限よりも高用量と定義）と比較した．出版された報告から，参加者数，治療，性別，年齢，イベント数，精神病理学的スコアの変化に関するデータについて，2人以上の著者が独立して抽出した．アウトカムに関する欠損した情報を入手するため，試験実施者やスポンサーにメールで連絡を取った．2つの主要アウトカムとして，再発とあらゆる理由による [治療] 中止とした．ランダム効果モデルを用

	いた研究レベルのデータのメタアナリシスを行い，2 値データについてはリスク比，連続データについては Hedges'g を算出した．研究プロトコルは OSF レジストリに登録した．
知見	データベース検索において 7,853 件，さらに手作業による関連研究の確認によって，1 文献が特定された．5,744 文献の抄録の適格性を評価し，101 文献を全文確認で評価した．そのうち，さまざまな理由で 79 件が除外され，24 試験の 3,282 人について報告した 22 研究がメタアナリシスに含まれた．研究参加者は，年齢中央値で 38 歳（四分位範囲 36 〜 40 歳），2,166 人（65.9%）が男性，1,116 人（34.0%）が女性であった．標準用量に比べ，低用量では再発リスクが 44%（16 試験，1,920 人，リスク比 1.44，95% CI 1.10〜1.87，$P=0.0076$，$I^2=46%$），あらゆる理由による［治療］中止のリスクが 12% 高かった（16 試験，1,932 人，リスク比 1.12，95% CI 1.03〜1.22，$P=0.0085$，$I^2=0%$）．超低用量では，再発リスクが 72%（13 試験，2,058 人，リスク比 1.72，95% CI 1.29〜2.29，$P=0.0002$，$I^2=70%$），あらゆる理由による［治療］中止のリスクが 31% 高かった（11 試験，1,866 人，リスク比 1.31，95% CI 1.11〜1.54，$P=0.0011$，$I^2=63%$）．低用量に比べ，超低用量によって再発リスクや（5 試験，686 人，リスク比 1.31，95% CI 0.96〜1.79，$P=0.092$，$I^2=51%$），あらゆる理由による［治療］中止のリスクに［統計学的に］有意な上昇はなかった（5 試験，686 人，リスク比 1.11，95% CI 0.95〜1.30，$P=0.18$，$I^2=43%$）．二重盲検試験と［盲検化のない］オープンラベル試験，第一世代と第二世代抗精神病薬，経口剤と長時間作用型の注射剤を比較したサブグループ解析でも，全体の結果と一致した結果が得られた．バイアスのリスク評価では，ほとんどの試験が懸念ありに分類され，それは主に研究登録が公表されていないことによるものであった．
解釈	複数回エピソードの統合失調症の維持療法中に，抗精神病薬の投与量は，急性期の安定化に推奨される標準用量よりも減量すべきではないだろう．なぜなら，［抗精神病薬の投与量を］減量することは再発やあらゆる理由による［治療］中止のリスクの上昇と関連しているからである．

注：[ ]内は，本書の執筆者による補足

　システマティックレビューにおいても，まずリサーチ・クエスチョンを PICO の形で把握するところから始めましょう（表 6-5）．

表 6-5　PICO

P (Patients/Participants)：患者/対象者	臨床的に安定な再発性の統合失調症または統合失調感情障害の患者
I (Intervention)：介入	低用量または超低用量の抗精神病薬
C (Comparison/Control)：比較対照	標準用量の抗精神病薬
O (Outcome)：アウトカム	①（統合失調症の）再発 ②（抗精神病薬の）あらゆる理由による中止

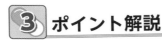
ポイント解説

①検索方法と研究の適格基準 (選択基準と除外基準) は？

・Methods – Search strategy and selection criteria 1 段落目

"For our systematic review and meta-analysis, we searched Medline, Embase, PsycINFO, and Cochrane Library without language restrictions for articles published from database inception to June 17, 2020, using the search strings provided in appendix (pp 5-6). We also manually searched reference lists from the included randomised controlled trials for additional studies."

和訳：システマティックレビューとメタアナリシスのために，論文の Appendix (5-6 頁) に示した検索文字列を用いて，Medline, Embase, PsycINFO, Cochrane Library を，データベース開設時から 2020 年 6 月 17 日までに発表された論文を言語制限せずに検索した．また，含まれたランダム化比較試験の参考文献リストを手作業で検索した．

・Methods – Search strategy and selection criteria 2 段落目

"Eligible studies were randomised controlled trials with a follow-up of at least 24 weeks, including adults (aged 18 years or older) diagnosed with schizophrenia or schizoaffective disorder, who were clinically stable at baseline (ie, not in acute exacerbation), and randomly assigned to at least two doses of the same antipsychotic (with one being standard dose and the other low or very low dose). Trials in first-episode psychosis or treatment-resistant schizophrenia were excluded."

和訳：適格な研究は，24 週間以上の追跡期間を伴う RCT であり，ベースライン時点で臨床的に安定な (すなわち，急性増悪でない)

88002-922 JCO

統合失調症または統合失調感情障害と診断された成人患者（18歳以上）を対象とし，同じ抗精神病薬を2用量以上にランダムに割り付けたものである（ひとつは標準用量で，もう一方は低用量か超低用量）．**初回エピソードの精神病または治療抵抗性統合失調症の試験は除外した**．

　まず，Methods の検索方法と選択基準の項において，4つの文献データベースを用いて2020年6月17日までの情報を検索したことが記述されており，論文の appendix には（非常に長い）検索文字列が示されています．さらに，特定された論文の参考文献リストを確認することで，漏れなく関連文献を特定するように努められています．本研究では，システマティックレビューの標準的な方法に沿って，関連する情報が網羅的に検索されていると考えてよいでしょう．

　続いて適格基準（選択基準と除外基準）について，一般に RCT の論文では「患者」の適格基準が示されているのに対し，システマティックレビュー・メタアナリシスの論文では「研究」の適格基準が示されています．論文の選択基準は "eligible" や "include (inclusion)"，除外基準は "exclude (exclusion)" といった単語を目印に確認しましょう．対象とする研究は，研究デザインは RCT，対象者は維持期の成人統合失調症患者とされています．介入としては，本研究の目的に沿って，標準用量と（超）低用量の抗精神病薬に割り付けが行われた試験が対象です．

　除外基準を確認すると，初回エピソードの精神病を除外することで，一定期間以上，統合失調症に罹患し，治療を受けている患者に限定しています．また，治療抵抗性統合失調症の患者では薬物治療の強度が強かったり，複数の抗精神病薬が高用量で使用されることも多かったりと，低用量の抗精神病薬での治療の対象となる集団とは大きく異なるため，本研究からは除外されていると考えられます．

②フローチャートと研究の特徴は？

・Results 1 段落目

"Our database search captured 7853 references, plus one additional reference from manual review of relevant studies (figure 1). After excluding 2110 duplicates, we screened 5744 abstracts for eligibility, excluding 5643 references, leaving 101 references for full-text review. Of these, 79 were excluded for a variety of reasons including not being randomly assigned to different doses, irrelevant outcomes, and unavailable texts. 22 references were included in the meta-analysis, reporting on 24 individual trials and 3282 individuals."

和訳：データベース検索により 7,853 件，さらに関連研究の手作業による確認によりひとつの文献を特定した（figure 1）．2,110 件の重複を除外し，5,744 件の抄録の適切性をスクリーニングしたところ，5,643 件を除外し，101 件が全文確認に残った．このうち，さまざまな理由（異なる投与量にランダムに割り付けられていない，関係のないアウトカム，本文を入手できないなど）により 79 件を除外した．22 件がメタアナリシスの対象となり，これらは 24 試験，3,282 人の患者について報告していた．

・Results 1 〜 2 段落目

"Altogether, 18 randomised controlled trials were double-blind (n = 2838), while six were open-label or single-blind (n = 444 ; table 1). Altogether, 1777 individuals were in the standard dose group, 726 in the low dose group, and 779 in the very low dose group.

Study participants had a median age of 38 years (IQR 36-40), 2166 (65.9%) were male and 1116 (34.0%) were female, and the median trial duration was 52 weeks (IQR 46-53)."

88002-922 JCOP

和訳：全体として，18 試験が二重盲検試験 (n＝2,838) であり，6 試験がオープンラベルあるいは単盲検試験であった (n＝444, table 1)．**1,777 人が標準用量群，726 人が低用量群，779 人が超低用量群であった．**

　研究対象者は，年齢中央値として 38 歳（四分位範囲 36 ～ 40 歳），2,166 人 (65.9％) が男性で 1,116 人 (34.0％) が女性，試験期間の中央値は 52 週間（四分位範囲 46 ～ 53 週間）であった．

　論文の Figure 1 にフローチャートが示されています．検索，スクリーニング，全文確認，解析対象の決定というシステマティックレビューの標準的な流れに沿って，メタアナリシスに含まれる試験が選択されています．本文および Figure 1 のとおり，7,854 件の資料が特定され，抄録の確認，続けて全文確認を行った結果，22 件がメタアナリシスの対象となっています．

　次に，対象となった試験の特性をみてみましょう．結果の本文で，盲検化の状況，対象者数，対象者の人口統計学的特性（年齢や性別など），試験期間について記述されています．システマティックレビュー・メタアナリシスの論文では，試験の特性は表の形でまとめられることが一般的であり，本論文でも Table 1 に要約されています．Table 1 には，本文中に記載されている内容の他，曝露である投与量，対象者数，罹病期間，入院回数，脱落率や追跡不能率に関する情報も研究ごとに示されています．

③研究の質と出版バイアスは？

・Results 2 段落目

"Risk of bias was assessed for the 22 included studies (although separately for the two trials reported in Dellva and colleagues). Two (8%) studies had a low risk of bias, 19 (79%) resulted in some concerns, and three (13%) had a high risk of bias (appendix p 20). The primary reason for the high proportion of trials with some concerns was the potential risk of bias in relation to reporting of results, as the older studies in particular did not have publicly available study registrations. Focusing on other domains (randomisation, deviations, missing data, and measurement), 18 (75%) studies had a low risk of bias, 3 (13%) had some concerns, and 3 (13%) had a high risk of bias."

和訳：バイアスのリスクは，22 試験で評価した（Dellva らにより報告された 2 試験は別々に行ったが）．2 試験（8%）がバイアスのリスクは低，19 試験（79%）が懸念あり，3 試験（13%）が高であった（appendix 20 頁）．懸念ありとなった試験の割合が高かった主な理由は，結果の報告に関する潜在的なバイアスのリスクであり，特に古い研究は試験登録が公表されていなかった．他のドメイン（ランダム化，逸脱，欠測データ，測定）に焦点をあてると，18 試験（75%）がバイアスのリスクは低，3 試験（13%）が懸念あり，3 試験（13%）が高であった．

・Methods 3 段落目

"Publication bias was examined using funnel plots…(以下略)"

和訳：出版バイアスは，ファネルプロットを用いて検討した．

　バイアスの評価として，個々の研究のバイアスのリスク評価と出版バイアスの評価について確認しましょう．

　まず，システマティックレビューの元となる研究の質は，システマティックレビューから導かれる結論の質に直結しうる重要な要素です．個々の研究のバイアスのリスク評価は，コクランの RoB ツール 2 で行ったことが論文の appendix 7 頁に記載されています．バイアスの評価の視点としてはシステマティックレビューにおける標準的な方法といってよいでしょう．

　結果として，1980 年代から 2000 年代初頭に行われた試験の多くは，現在のように臨床試験登録が義務化されていなかったこともあり，報

告のドメインについてのバイアスのリスクが高いと評価されました.
しかし，それ以外の4つのドメインについては，バイアスのリスクが
低い研究が大半を占めていたようです. よって，全体として評価する
と，今回のシステマティックレビュー・メタアナリシスに含まれた研
究は質が高いものが多く含まれていると考えてよさそうです.

　次に，出版バイアスについてみてみましょう. 本文では，出版バイ
アスについては方法（Methods）でのみ触れられており, 結果（Results）
には記載がありません. 代わりに，論文のAppendix（Figure 9～
14）にファンネルプロットが示されています. 本研究では，出版バイ
アスの影響は大きくなさそうです.

④メタアナリシスに用いられたモデルと異質性は？

・Data analysis 3段落目

"We did a random-effects meta-analysis using DerSimonian
and Laird's method, calculating risk ratios (RR) for
dichotomous data and standardised mean differences (SMD ;
Hedges'g) for continuous outcomes, each with 95 % CIs.
Heterogeneity was assessed using the I^2 statistic."

和訳：ランダム効果モデルを用いたメタアナリシスを行い，二値
データはリスク比，連続的なアウトカムは標準化平均値差
（Hedges'g）を，95％信頼区間と共に算出した. 異質性はI^2統計
量で評価した.

・Results 3段落目

"Compared with standard dose, low dose was associated
with a 44 % increased risk of relapse (RR 1·44, 95 % CI 1·10-
1·87 ; $I^2 = 46 \%$; NNH = 15 ; figure 2a), and 12 % increased
risk of all-cause discontinuation (RR 1·12, 1·03-1·22; $I^2 = 0 \%$;
NNH = 24 ; figure 2b)."

和訳：標準用量に比べ，低用量では再発リスクが44％高く（リスク

比 1.44，95％ CI 1.10 ～ 1.87；$I^2=46\%$；NNH＝15；figure 2a），
あらゆる理由による治療中止のリスクが 12％高かった（リスク比
1.12，95％ CI；1.03～1.22；$I^2=0\%$；NNH＝24；figure 2b）．

・Results 4 段落目
"Compared with standard dose, very low dose was associated
with a 72% increased risk of relapse (RR 1·72, 95% CI 1·29-
2·29；$I^2=70\%$；NNH＝6；figure 3a), and 31% increased
risk of all-cause discontinuation (RR 1·31, 1·11-1·54；$I^2=63\%$；NNH＝8；figure 3b)."
和訳：標準用量に比べ，超低用量では，再発リスクが 72％高く（リス
ク比 1.72，95％ CI 1.29 ～ 2.29；$I^2=70\%$；NNH＝6；figure 3a），
全理由による中止のリスクが 31％高かった（リスク比 1.31，95％信
頼区間 1.11 ～ 1.54；$I^2=63\%$；NNH＝8；figure 3b）．

　結果の統合にはランダム効果モデルが用いられ，異質性は I^2 統計
量で評価されています．I^2 統計量の目安としては，25 ％で低い，
50 ％で中程度，75 ％で高いといった基準や，50 ％以上で高いといっ
た基準が用いられることが一般的です．
　まず，標準用量と低用量の比較では，再発をアウトカムとしたとき
46 ％で異質性は中程度，治療中止をアウトカムとしたとき 0 ％で異
質性は低いと考えられます．標準用量と超低用量の比較では，それぞ
れ 70 ％と 63 ％であり，異質性は中程度あるいは高めであると考えら
れます．したがって，全体としてみると（標準用量と低用量の治療中
止の比較を除いて），異質性の高めな研究結果を統合していると考え
られ，ランダム効果モデルの使用が適しているでしょう．
　なお，論文によっては，感度分析としてもう一方のモデル（今回は
固定効果モデル）を用いた解析が行われていることもあります．しか
し，今回の論文では行われていないようです．

⑤主要アウトカムの結果とフォレストプロットは？

・Results 3 段落目

"Compared with standard dose, low dose was associated with a 44% increased risk of relapse (RR 1·44, 95% CI 1·10–1·87；I^2＝46％；NNH＝15；figure 2a), and 12% increased risk of all-cause discontinuation (RR 1.12, 1.03–1.22；I^2＝0％；NNH＝24；figure 2b)."

和訳：標準用量に比べ，低用量では再発リスクが44％高く（リスク比1.44, 95% CI 1.10〜1.87；I^2＝46％；NNH＝15；figure 2a），あらゆる理由による治療中止のリスクが12％高かった（リスク比1.12, 95% CI；1.03 〜 1.22；I^2＝0％；NNH＝24；figure 2b).

・Results 4 段落目

"Compared with standard dose, very low dose was associated with a 72% increased risk of relapse (RR 1·72, 95% CI 1·29–2·29；I^2＝70％；NNH＝6；figure 3a), and 31% increased risk of all-cause discontinuation (RR 1.31, 1.11–1·54；I^2＝63％；NNH＝8；figure 3b)."

和訳：標準用量に比べ，超低用量では，再発リスクが72％高く（リスク比 1.72, 95% CI 1.29〜2.29；I^2＝70％；NNH＝6；figure 3a），あらゆる理由による治療中止のリスクが31％高かった（リスク比 1.31, 95% CI 1.11 〜 1.54；I^2＝63％；NNH＝8；figure 3b).

論文では，結果（Results）の3段落目に標準用量 vs. 低用量，4段落目に標準用量 vs. 超低用量のメタアナリシスの結果が示されています．リスク比の数値が1よりも大きい場合，標準用量と比べて，低用量あるいは超低用量では好ましくない主要アウトカム（統合失調症の再発および治療中止）の発生リスクが高いことを意味します．逆に言うと，標準用量のほうが優れていることを意味します．

ここで，フォレストプロットの見方を説明します（図 6-5）．一般的

第6章　システマティックレビューとメタアナリシス

なフォレストプロットでは，各研究の結果について，左から，著者と出版年，試験治療群と対照群のイベント発生数（n）/対象者数（N），メタアナリシスする際の重み（Weight），リスク比などの効果指標（点推定値と95％CI）といった情報が示されます．メタアナリシスの結果は，一番下の行に示されます．

　論文中のFigure 2とFigure 3もみてみましょう．例えばFigure 2A（低用量 vs. 標準用量での再発リスク）では，リスク比の大きいほど，つまり図の右側にいくほど標準用量が優れている，逆に左側にいくほど低用量が優れていることを意味します．また，95％CIが1をまたいでいる研究は，低用量と標準用量のどちらが優れているのか，単独では結論が出せていなかった研究ということになります．そして，一番下の行がメタアナリシスした最終結果を表しており，「リスク比1.44（95％CI 1.10〜1.87）」が，本文中にも記載されています．

　なお，これらのFigureでは，二重盲検試験と単盲検/オープンラベル試験をいったん区別して，それぞれのサブグループのなかでメタアナリシスした結果も示されています．盲検化の状況によらず，点推定値がおおよそ同様であることが確認できます．

　このように，今回のメタアナリシスによって，複数の研究結果を統合することで，標準用量のほうが（低用量や超低用量に比べ）再発や

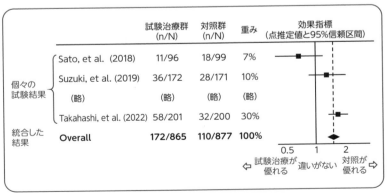

図6-5　一般的なフォレストプロットの一例
論文やデータは仮想的に作成

88002-922 JCOP

治療中止のリスクが低く，優れていることが統計学的有意差を持って示されました.

おわりに

　以上のように，厳格に行われたシステマティックレビューやメタアナリシスからは，個々の研究から得られないような，包括的かつ客観的な結論を導くことができます．よって，一般的に，システマティックレビュー論文，あるいは，システマティックレビューに基づく診療ガイドラインは，クリニカル・クエスチョンが生じた際に最初に当たってみるべき重要な情報源とされています．

　ただし，繰り返しになりますが，システマティックレビューの質は，元となる研究の質に左右されることを念頭に置く必要はあるでしょう．さらに，複数の研究結果が統合されている場合には，個々の研究の介入内容についても読者がよく確認する必要があります．

　なお，RCT を行うことが難しいようなテーマ（例：生活習慣とさまざまなアウトカムの関係）については，観察研究のメタアナリシスが行われることもあります．しかし，観察研究では曝露群と非曝露群の患者の特徴が大きく異なるため，論文で報告されている単純な相対リスク値（粗オッズ比，粗リスク比，粗ハザード比など）は，交絡の影響を多分に受けています．これを統合することは原則許されません．さらに，調整後（adjusted）の相対リスク値（調整後オッズ比，調整後リスク比，調整後ハザード比など）であったとしても，個々の観察研究は，交絡因子のリストや統計学的調整の方法がそもそも異なります．よって，報告されている結果の違いは，単に患者の特徴などの異質性にとどまるものではありません．以上から，観察研究のメタアナリシスの論文にはくれぐれも気を付けましょう．

Column メタ回帰分析とは

　　メタ回帰分析 (meta-regression analysis) は，メタアナリシスにおける追加的な分析方法の 1 つです．メタ回帰分析は（各患者ではなく）各研究を 1 つの単位とした多変量回帰分析です．

　　前述のとおり，研究間に異質性が存在する場合，各研究にはそれぞれ真の効果量が存在すると考えられます．そして，ランダム効果モデルを用いて，統合した 1 つの効果量を算出することが可能です．この時，この統合した効果量を目的変数（アウトカム），研究の特徴を曝露因子として，回帰分析を行うことがメタ回帰分析にあたります．

　　メタ回帰分析によって，研究間の異質性と関連する因子を探索し，どういった理由から研究間の違いが生じているかについて定量的に議論することができます．

　　実は，本章で取り上げた論文のなかでもメタ回帰分析は用いられています．例えば，統合失調症の再発に対するメタ回帰分析には，抗精神病薬の投与量，試験期間の長さ，性別，年齢，過去の入院回数，発病してからの期間，研究の脱落率，研究の出版年，および研究の大きさの情報が多変量回帰モデルに投入されました．その結果，統計学的に有意 ($P < 0.05$) になった変数は，過去の入院回数でした．この解釈としては，過去の入院回数の違いが，今回のメタアナリシスにおける研究間の異質性を説明できる要因の可能性が高いということです．

📖 引用文献

1) Shea BJ, Reeves BC, Wells G, et al.：AMSTAR 2：a critical appraisal tool for systematic reviews that include randomised or non-randomised studies of healthcare interventions, or both. BMJ 358：j4008, 2017

2) Higgins JP, Altman DG, Gøtzsche PC, et al.：The Cochrane Collaboration's tool for assessing risk of bias in randomised trials. BMJ 343：d5928, 2011

3) Sterne JAC, Savović J, Page MJ, et al.：RoB 2：a revised tool for assessing risk of bias in randomised trials. BMJ 366：l4898, 2019

4) 上岡洋晴，金子善博，津谷喜一郎ほか：「PRISMA 2020 声明：システマティック・レビュー報告のための更新版ガイドライン」の解説と日本語訳. 薬理と治療 49：831-842, 2021

5) Uchida H, Suzuki T, Takeuchi H, et al.：Low dose vs standard dose of antipsychotics for relapse prevention in schizophrenia：meta-analysis. Schizophr Bull 37：788–799, 2011

第 7 章

医薬品副作用自発報告データベースを用いた研究

Key Point

- ✓ 医薬品副作用自発報告データベースは，医薬品の製造販売後の副作用自発報告情報を集積したデータベースであり，副作用のシグナル検出等に活用できる．
- ✓ 医薬品副作用自発報告データベースを用いたシグナル検出では，副作用報告の不比例性（disproportionality）という特徴的な評価方法が用いられ，比例報告比（proportional reporting ratio，PRR）や報告オッズ比（reporting odds ratio，ROR）が算出される．
- ✓ PRR や ROR は，シグナル検出のための閾値を超えたかどうかを二値的に評価することに用いられ，その大小によって相対的なリスクの高さを評価するものではない．

<医薬品副作用自発報告データベースを用いた研究の
論文のチェックポイント>

①利用した医薬品副作用自発報告データベースは？
②参照薬（比較対照とした医薬品）は？
③評価指標とシグナル検出の閾値は？
④既知のシグナルは本研究でも検出されている？
⑤本研究で新たに検出されたシグナルは？

医薬品副作用自発報告データベースとは

① 副作用自発報告

　医薬品が製造販売される前の臨床試験（治験）では，医薬品候補物質の曝露による頻度の低い副作用を特定することは困難です．その理由として，治験は医薬品候補物質の有効性に関する主要評価項目を実証するためのサンプルサイズ（まれな副作用を評価できないサンプルサイズ）で試験が行われること（① too few），また，臨床現場での使用に比べ，治験での投与期間は短いこと（② too brief）が挙げられます．さらに，治験の対象者は，厳格な選択基準にしたがって選定されるため，臨床現場でその医薬品が投与されうる患者集団を代表するものではありません（③ too narrow，④ too median-aged，⑤ too simple）．①～⑤のポイントは，治験の限界を表す「five toos」として以前から指摘されています[1]．

　したがって，医薬品の安全性情報を製造販売後に収集・評価し，必要に応じて，添付文書の改訂による注意喚起などのアクションを取ることにより，医薬品の安全性上のリスクを最小化し，医薬品の適正使用を進めていく必要があります．こういった取り組みは，医薬品安全性監視（ファーマコビジランス；pharmacovigilance）と呼ばれ，医療機関や医療従事者，規制当局，製薬企業等が関与します．

　医薬品の製造販売後の安全性情報を収集するための仕組みのひとつに，副作用の自発報告システム（spontaneous reporting system, SRS）があります．薬物有害事象（adverse drug event, ADE）のうち，対象とする医薬品との因果関係が否定できないもの，すなわち副作用（adverse drug reaction, ADR）と疑われるものが報告対象となります．報告対象となるかどうかは，観察された有害事象について，医薬品との因果

88002-922 JCOP

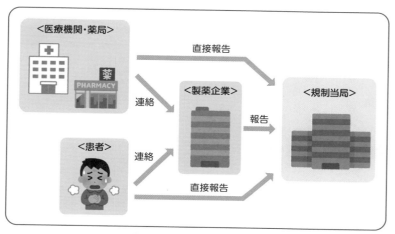

図 7-1　自発報告の流れ

関係の有無の可能性を（主に報告者が）評価するという判断を経ることになります。

　規制当局への報告の流れには，**図 7-1** に示すように，医療機関や薬局からの直接的な報告や製薬企業からの間接的な報告があります。なかでも製薬企業から規制当局への報告が大部分を占めています。「自発」報告とはいえ，製薬企業はその予測性（既知／未知）や重篤性によって，定められた期間内に報告を行うことが法律上求められています。収集された情報はデータベースに蓄積され，規制当局による分析・評価を経て，医薬品の安全対策に活用されます。

　世界的に，匿名化された医薬品副作用自発報告データベースは一般公開されており，一定の利用規約の下，研究利用できるようになっています（**表 7-1**）。また，ほとんどの先進国は同様のシステムを有しており，本章で取り上げる論文で用いられたイタリアの医薬品副作用自発報告データベースもそのひとつです。

表 7-1　代表的な医薬品副作用自発報告データベース

国／地域	規制当局	データベース名と概要
日本	医薬品医療機器総合機構 (Pharmaceuticals and Medical Devices Agency, PMDA)	Japanese Averse Drug Event Report database (JADER) • 日本国内の報告 • 2004 年 4 月以降のデータ • 2012 年 4 月に公開 • 累積報告数：＞73 万件
アメリカ	食品医薬品局 (Food and Drug Administration, FDA)	FDA Adverse Event Reporting System (FAERS) • アメリカ国内外の報告 • 2004 年 1 月以降のデータ • 累積報告数：＞1,500 万件
ヨーロッパ 連合	欧州医薬品庁 (European Medi- cines Agency, EMA)	EudraVigilance • 欧州経済地域 (European Eco- nomic Area；EEA) 内外の報告 • 2001 年 12 月以降のデータ • 累積報告数：＞1,860 万件
WHO	世界保健機関 (World Health Organization, WHO)	VigiBase • 世界中の報告 • 1968 年以降のデータ • 累積報告数：＞1,500 万件 • 一般向けには統計資料のみ公開

副作用の分類 (MedDRA)

　副作用は，国際的に共通の用語集として，Medical Dictionary for
Regulatory Activities (MedDRA) に従って記録されています．
MedDRA は，図 7-2 に示す 5 段階の階層で構成されており，大きな
分類から，

- 器官別大分類 (system organ class, SOC)
- 高位グループ語 (high level group terms, HLGT)
- 高位語 (high level terms, HLT)
- 基本語 (preferred term, PT)
- 下層語 (lowest level terms, LLT)

となっています．用語の検索には，MedDRA 標準検索式 (Standard

88002-922 JCO

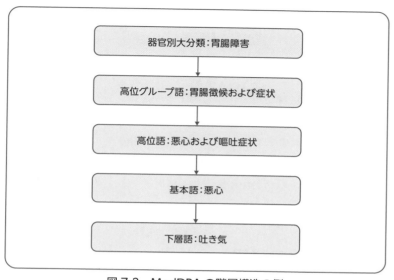

図 7-2　MedDRA の階層構造の例

MedDRA Queries，SMQs）が用いられ，幅広く（漏れが少ない）検索方法である広域（broad）検索と，確実な（間違って含まれるものが少ない）検索方法である狭域（narrow）検索があります．

　なお，これから本章で紹介する論文のなかでは，SMQs の狭域検索を行ったという記載があります．

③ シグナル検出

　医薬品副作用自発報告データベースの活用方法として，既知の副作用の特徴付け（患者の人口統計学特性，発現時期や発現期間，臨床転帰など）や未知の副作用の可能性の検出などがあります．ここでは後者にあたる，シグナル検出（signal detection）について説明します．

　シグナルとは，世界保健機関（WHO）の報告書によると，「それまで知られていなかったか，もしくは不完全にしか報告されていなかった有害事象と医薬品との因果関係の可能性に関する情報」とされます[2]．国際医学団体協議会（Council for International Organization of Medical

Sciences, CIOMS）では，より詳細な定義がなされており，「ひとつあるいは複数の情報源（観察および実験）から生じた情報であり，有害か有用かによらず，介入とひとつのイベントや一連の組み合わせとの間の新たな潜在的な因果関係や既知の関連の新しい側面を示唆するものであり，検証措置を正当化するのに十分な見込みがあると判断されたもの」と定義されています [3].

　シグナル検出によって，タイムリーな副作用のモニタリングと迅速な対応が可能です．シグナル検出の結果は，追加のより詳細な調査の必要性やシグナルのなかから優先して検討すべきシグナルの順位付けを行うために活用されます．

 ## 副作用自発報告の特徴

　ここで，医薬品副作用自発報告データベースに含まれる情報，すなわち，自発報告される情報の特徴を整理してみましょう．

- ある医薬品を使用して，副作用が発生した（と疑われる）患者のみの報告である．逆に，使用しても副作用が発生しなかった患者の報告は含まれない．
- すべての副作用が認識され，報告されるわけではない．
- 医薬品や副作用によって報告のされやすさが異なる．例えば，発売からの時間や，医療者のなかでの注目度の高さなど，外的要因の影響を受ける．

　これらの特徴から，医薬品副作用自発報告データベースに対して，本書で紹介してきたような一般的な疫学研究のデザインは適用することができません．特に，ある医薬品を使った患者がそもそも何人いるのかわからない（分母がわからない）ことが大きな問題です．第1章で説明したような頻度指標（リスクや発生率など）や効果指標（リスク比やハザード比など）を求めることもできません．

88002-922

5 医薬品副作用自発報告データベース特有の解析手法

このようななかで考えられたのが，不比例性（disproportionality）に基づく解析手法です．不比例性の考え方は，「ある医薬品と参照薬において，全副作用報告に対してある副作用の報告割合が高いとき，その医薬品と副作用の間には何らかの関係（シグナル）がありそうだ」というものです．なお，「参照薬（それ以外の医薬品）」としては，医薬品副作用自発報告データベースに報告が上がっているすべての薬とする場合もあれば，同種類の薬（例えば，ある抗がん剤に対して，それ以外の抗がん剤）とする場合もあります．

具体的な評価指標として，比例報告比（proportional reporting ratio，PRR）と報告オッズ比（reporting odds ratio，ROR）があります．PRRとRORの計算には**表7-2**のような2×2分割表を利用します．

PRRは，ある医薬品と参照薬についてそれぞれ，全副作用に占めるある副作用の割合を求めた上で，その比として算出されます．すなわち，前者はa／a＋b，後者はc／c＋dですので，

$$PRR = \frac{a/(a+b)}{c/(c+d)}$$

となります．

表7-2　比例報告比や報告オッズ比を計算するための2×2分割表

	ある副作用についての報告	その他の副作用についての報告	合計（全副作用報告）
ある医薬品についての報告	a	b	a + b
参照薬（その他の医薬品から選定）についての報告	c	d	c + d
合計	a + c	b + d	a + b + c + d

また，ROR は，ある医薬品と参照薬についてそれぞれ，「その他の副作用」に対するある副作用の比（オッズ）を求めた上で，その比として算出されます．すなわち，前者は a／b，後者は c／d ですから，

$$\mathrm{ROR} \ = \ \frac{a／b}{c／d} \ = \ \frac{ad}{bc}$$

となります．なお，PRR と ROR は，まれな副作用を対象とする場合（a ≪ b，c ≪ d）には，理論的に同程度の数値となります．

　PRR と ROR の解釈として，PRR と ROR が 1 を超える場合（統計学的には 95 ％信頼区間の下限値が 1 を超える場合），「ある医薬品とある副作用には関連がありそうだ」と考えます．ただし，上述のような自発報告の特徴を踏まえると，PRR や ROR が大きいことが，必ずしもリスクが高いことを意味するわけではありません．PRR と ROR によって，あくまでシグナルがあるか否かを yes/no の二値的に判断すると覚えておいてください．

6 医薬品副作用自発報告データベースを用いた研究のチェックポイント

　以上を踏まえると，医薬品副作用自発報告データベースを用いた研究の論文のチェックポイントとして，以下のようなものが挙げられます．
　①利用した医薬品副作用自発報告データベースは？
　②参照薬（比較対照とした医薬品）は？
　③評価指標とシグナル検出の閾値は？
　④既知のシグナルは本研究でも検出されている？
　⑤本研究で新たに検出されたシグナルは？

88002-922 JCOP

2 医薬品副作用自発報告データベースを用いた研究の例

取り上げる論文

Cutroneo PM, et al. : Safety profile of immune checkpoint inhibitors : An analysis of the Italian spontaneous reporting system database. Br J Clin Pharmacol 87 (2) : 527-541, 2021

【タイトル和訳】

免疫チェックポイント阻害薬の安全性プロファイル：イタリアの自発報告システムデータベースの解析

1 はじめに

　それでは，医薬品副作用自発報告データベースを用いた研究をみてみましょう．2021 年に英国薬理学会の発刊する *British Journal of Clinical Pharmacology*（*BJCP*）誌より発表された論文です．

　生体には本来，T 細胞によって非自己であるがん細胞を排除する防御機構が備わっています．一方で，活性化した T 細胞上には，過剰な活性化を抑制し，自己への過剰な免疫応答を防ぐ PD-1 や CTLA-4 といった免疫チェックポイント分子が発現しています．がん細胞はこれらの分子を利用して T 細胞の活性化を抑制することによって，免疫を回避して増殖することができます．そこで，免疫チェックポイント分子を阻害することによって，T 細胞を活性化し，がん細胞を攻撃する薬剤，すなわち，免疫チェックポイント阻害薬（immune checkpoint inhibitors, ICIs）が開発されました．2018 年に本庶佑氏らが「免疫チェックポイント阻害因子の発見とがん治療への応用」の功績によりノーベル医学・生理学賞を受賞されたのは記憶に新しいところです．

　一方，その特殊な作用機序から，ICIs がこれまでの抗がん剤とは

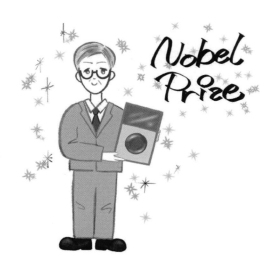

異なる，免疫関連の有害事象を引き起こす可能性が懸念されていました．そこで，イタリアの医薬品副作用自発報告データベースを用いて，ICIs の副作用のシグナル検出を目的に研究が行われました．

 研究概要の把握

まずタイトルと抄録を確認しましょう（**表 7-3**）．

表 7-3　タイトルと抄録の和訳

タイトル	免疫チェックポイント阻害薬の安全性プロファイル：イタリアの自発報告システムデータベースの解析
目的	イタリアの副作用自発報告データベースを用いて，ICIs の安全性の概要を提供すること
方法	イタリアの自発報告システム（2011～2018 年）から，イピリムマブ（CTLA-4 阻害薬），ニボルマブ，ペンブロリズマブ，アテゾリズマブ（以上，PD-1/PD-L1 阻害薬）による全副作用報告を選択した．ICIs の報告を記述的に解析した．副作用が発現するまでの時間は器官別大分類（system organ class）で層別化した．報告オッズ比（reporting odds ratio）を副作用の報告不比例性の指標として用いた．ICIs に関連した副作用報告を 2 つの参照群（その他の［データベースに副作用報告が上がっている］すべての被疑薬と，その他のすべての抗がん剤）と比較した．

88002-922 JCOP

結果	全体で 2,217 件（0.7%）が ICIs に関連するものだった（そのうち，ニボルマブ 72.2%，イピリムマブ 14.3%，ペンブロリズマブ 10.3%，アテゾリズマブ 3.5%）．副作用報告の多くは男性（65%）で，年齢の中央値は 67 歳（四分位範囲 59 〜 73 歳）であった．重篤な報告は 48.8% を占めた．その他のすべての薬剤と比べて，内分泌障害，全身性障害，肝胆道系障害，代謝障害，筋骨格障害，呼吸器障害，感染症，新生物の頻度が高かった（P<0.001）．感染症を除いて，その他のすべての抗がん剤との比較でも同様の結果が得られた．PD-1/PD-L1 阻害薬に比べて，CTLA-4 阻害薬では，腸炎，下垂体炎，皮膚障害の報告頻度が高く，筋骨格障害，肺炎，甲状腺機能異常では逆の結果であった．ICIs は，虚血性心疾患，心不全，視神経障害などのよく知られていないリスクとも不比例的に関連していた．
結論	最も報告頻度の高い［ICIs に関する］安全性の問題は，おそらく免疫関連の有害事象であり，全身性障害，消化器障害，呼吸器疾患などが含まれる．新たな安全性シグナル（虚血性心疾患や心不全など）の可能性については，さらなる調査が求められる．

注：[ ] 内は，本書の執筆者による補足

 ポイント解説

①利用した医薬品副作用自発報告データベースは？

・2.1 Methods – Data source 1-2 段落目

"The Italian spontaneous reporting system (SRS) database, managed by the Italian Medicines Agency, collects all spontaneous reports of suspected adverse drug reactions (ADRs) sent by consumers and healthcare professionals in Italy since January 2001. …（中略）…

Drug classification is carried out following the Anatomical Therapeutic Chemical classification. Suspected ADRs are coded according to the Medical Dictionary for Regulatory Activities (MedDRA, version 22.0) terminology."

和訳：イタリア医薬品庁が管理するイタリア自発報告システムデータベースは，2001 年 1 月以降，イタリア国内の消費者および医療従事者から寄せられた副作用の疑いのある自発報告をすべて収集している．…（中略）…

薬剤の分類は，解剖治療化学分類（ATC 分類）に準拠している．
副作用の疑いは，Medical Dictionary for Regulatory Activities
（MedDRA, version 22.0）の用語集に従ってコード化されている．

　あらためて，本研究に用いられた医薬品副作用自発報告データベー
スは，イタリアの自発報告データベースです．PubMed（Medline）で
"Italian spontaneous reporting system database"または，"Italian
pharmacovigilance database"と検索してみると，これまで100件以上，
このデータベースを用いて研究が行われていることがわかります．こ
のように，研究論文で用いられているデータベースについて簡単に検
索しておくと，そのデータベースについてどんなことが行われてきた
か，簡単に把握することができます．
　また，イタリアの自発報告データベースにおいても，国際的に共通
の薬剤の分類（ATC 分類）や副作用の用語集（MedDRA）に従って記
録されているとのことです．

②参照薬（比較対照とした医薬品）は？

・2.3 Methods – Data analysis 3 段落目
"As restricting data analyses and signal detection to drugs
belonging to similar therapeutic classes may help better
controlling confounding effects, besides using all other drugs
in Italian SRS database as main comparator (reference group
1 – RG1), ICI-related ADR reports were also compared to all
other antineoplastic agents (reference group 2 – RG2 ;
Anatomical Therapeutic Chemicalclass : L01). Vaccines were
excluded from our analysis. ICI-related ADR reports were
analysed as a whole and by individual compounds."
和訳：ICI 関連の副作用報告は，イタリア SRS データベースの他
のすべての薬剤を主な比較対照としながらも（参照群1），データ
解析とシグナル検出を類似の治療薬に限定することで交絡の影響

88002-922 JCOPY

をよりよく調整することができるかもしれないことから，他のすべての抗悪性腫瘍剤とも比較した〔参照群 2，解剖治療化学 (ATC) 分類：L01〕．なお，ワクチンは解析から除外した．ICI 関連の副作用報告は，全体として，また個々の化合物ごとに分析した．

　本研究において，ICIs と比較するために，2 つの参照薬が設けられています．その意義を確認しましょう．まず，1 つ目の参照薬は，データベースに何かしらの副作用が報告されているすべての薬です．これは多くの研究でみられる方法です．ただし，この参照薬のなかには抗がん剤でないものも多数含まれます．そうすると，シグナルとして検出された副作用であっても，もしかすると ICIs によるものではなく，がん患者の症状そのものかもしれません．つまり，がんによる交絡が起こっている結果をみているだけかもしれません．

　そこで，2 つ目の参照薬として，他のすべての抗がん剤との比較が行われています．ICIs 使用者と他のすべての抗がん剤使用者はともに，がんに対する薬物治療を受けているため，がんによる交絡の影響を小さくできる可能性があります．ただし，ICIs は従来の化学療法後のセカンドラインとして用いられることが多いため，がん患者の特性（がんのステージ，併用薬，併存疾患など）による交絡が残っている可能性は除外できません．

　本研究における 2 つの参照群の設定は，相補的な情報を提供するものであり，本研究の結果を解釈しやすくすることに役立っています．

③評価指標とシグナル検出の閾値は？

・2.4 Methods – Signal detection 1 段落目

"Reporting odds ratio (ROR) was used as a measure of ADR reporting disproportionality for signal detection, with a statistical threshold that was defined as 95% confidence interval lower bound > 1 in presence of ≧ 3 reports. For signal detection, we employed standardized MedDRA queries

(SMQs) …(中略)…We took into account the specific narrow scope search. For SMQs with statistically significant positive RORs, we assessed each individual case and the ADR expectedness was verified on the basis of the Summary of Product Characteristics (SmPCs) reported in Italian Medicines Agency and EMA websites."

和訳：シグナル検出のための副作用報告の不比例性の指標として，報告オッズ比を用いた．統計学的な閾値は，95％信頼区間が1を超え，3件以上の報告があるものとした．シグナル検出には，MedDRA 標準検索式（SMQs）を用いて…（中略）…狭域（narrow）検索によって副作用を検索した．統計学的に有意な報告オッズ比については，個々の症例を評価し，イタリア医薬品庁および欧州医薬品庁の製品概要に基づいて副作用の予測可能性を確認した．

　上述のとおり，医薬品副作用自発報告データベースを用いたシグナル検出のためには，不比例性の解析を行い，比例報告比や報告オッズ比を求めることが基本となります．論文内の該当箇所は，不比例性（disproportionality），比例報告比（proportional reporting ratio, PRR），報告オッズ比（reporting odds ratio, ROR）をキーワードとして探すことができます．

　この際，シグナルと判断する閾値（threshold）もあわせて確認しましょう．本研究では，統計学的な有意差として，報告オッズ比が1を超えることに加え，（報告件数が少ない場合，得られた結果の確度が低くなるため）3件以上の報告があるものが対象とされています．また，副作用の検索方法（MedDRA 標準検索式による狭域検索）や，得られたシグナルが製品概要に基づく予測可能なものであるか確認したこと，が記述されています．

88002-922 JCOP

④既知のシグナルは本研究でも検出されている？

・3.2 Results – Disproportionality analysis using SMQs 1 段落目
"ROR as a disproportionality measure of ICI-related ADRs at the level of specific SMQs was reported in Table 4. As compared to RG1, a statistically significant disproportionate reporting for most of known ICI-related safety issues was found."
和訳：MedDRA 標準検索式（SMQs）ごとの ICI 関連の副作用の不比例性の指標として，Table 4 に報告オッズ比を報告した．他のすべての薬剤（参照群 1）と比較して，既知の ICI に関連した安全性の問題のほとんどについて，統計学的に有意な不比例的な報告がみられた．

　主な結果として，MedDRA 標準検索式（SMQs）ごとの報告オッズ比についてみてみましょう．まず，ICI に関連する既知の副作用が本研究でもシグナルとして検出されることは，データソースおよび検討方法が妥当であることを裏付けるものです．具体的には，消化器系症状（下痢, 嘔気, 嘔吐, 虚血性大腸炎など），肝障害（高トランスアミナーゼ血症，自己免疫性肝炎など），胆道障害（高ビリルビン血症，黄疸，胆汁うっ滞など）がシグナルとして検出されています．これらの副作用については製品概要や先行研究にすでに報告があるようです．

⑤本研究で新たに検出されたシグナルは？

・3.2 Results – Disproportionality analysis using SMQs 4 段落目
"Concerning potentially new ICI-related signals (not described in SmPCs), disproportionate reporting for SMQs related to ischaemic heart disease, cardiac failure, optic nerve disorders, and malignancies was observed."
和訳：潜在的に新たな ICI に関連したシグナル（製品概要に記載がないもの）に関して，虚血性心疾患，心不全，視神経障害，悪性腫

瘍に関連した SMQs の不比例的な報告が観察された.

・3.2. Results – Disproportionality analysis using SMQs 4 段落目
"As compared to other antineoplastic agents, a statistically significant ICI-related disproportionate reporting for accidents and injuries, demyelination, hypoglycaemia, hyponatraemia/syndrome of inappropriate antidiuretic hormone secretion was observed."
和訳：その他の抗がん剤と比較して，統計学的に有意に高い ICI に関連する不比例的な報告として，事故や損傷，脱髄，低血糖，低ナトリウム血症／抗利尿ホルモン不適切分泌症候群が観察された.

　続いて，本研究では，製品概要に記載されていない，つまり新たな副作用シグナルも検出されています. 論文の Table 4 を見てみると，悪性腫瘍や視神経障害は，他のすべての薬剤と比較した場合も，他のすべての抗がん剤と比較した場合にも，シグナルとして検出されています. これらのシグナルは，さらなる評価・検証を経て，規制当局による迅速な安全対策に活用されるでしょう.

おわりに

　シグナル検出は，医薬品の安全性管理の第一歩です. その後，シグナルの妥当性検証（signal validation），シグナルの確定（signal confirmation），シグナルの分析と優先順位付け（signal analysis and prioritization），シグナルの評価（signal assessment），措置の推奨（recommendation for action），という一連のプロセス（シグナル強化）を経たものが，最終的に臨床現場へ情報伝達され，医薬品の適正使用を実現していくように促されます[4]. 例えばヨーロッパ連合では，2012 年からシグナル管理が開始され，最初の 6 年間で検討委員会から 453 件の推奨がなされ，その半数以上が添付文書の改訂につながったようです[4].
　医薬品副作用自発報告データベースは，迅速に医薬品の安全性情報

を得られる貴重なツールであることは間違いありません．一方で，副作用が発現しなかった／報告されなかった使用者数が不明であることから，副作用の発現頻度に関する情報が得られないという限界も長年指摘されていました．そこで，シグナル検出された医薬品と副作用について，リアルワールドデータを用いてシグナル強化することが重要になってくるわけです．

　本書で述べてきたとおり，日本においてもさまざまなリアルワールドデータベースが構築され，シグナル強化のための研究環境が整ってきました．これらのリアルワールドデータを有効活用し，医薬品副作用自発報告データベースと相補的に医薬品の安全性情報を収集・評価することにより，医薬品の適正使用が推進されることが期待されます．

📖 引用文献

1) Rogers AS：Adverse drug events：identification and attribution. Drug Intell Clin Pharm 21 (11)：915-920, 1987
2) World Health Organization：Safety of Medicines. A guide to detecting and reporting adverse drug reactions. WHO, 2002
3) CIOMS Ⅷ Working Group：Practical aspects of signal detection in pharmacovigilance. CIOMS, 2010
4) Potts J, Genov G, Segec A, et al.：Improving the Safety of Medicines in the European Union：From Signals to Action. Clin Pharmacol Ther 107 (3)：521-529, 2020

おわりに

　本書を手に取り，お読みいただいた皆さん，ありがとうございました．本書は，医薬品に関する評価に関心のある初学者の方を対象として，臨床研究のデザイン，特にその大半を占める観察研究に焦点をあてて，理解を深めていただけるように構成いたしました．初めてみる言葉や概念など，一読してわかりにくかったところは，反復して読んでいただければと思います．さらに，これから実際により多くの実例から学ぶ機会をつくり，本書で得た知識を確固たるものにしていただけましたら幸いです．

　また，本書に目を通していただいた後に改めて，本書で取り上げた英語論文にアクセスし，ダウンロードして読んでみてください．本書で挙げた重要なチェックポイント（各研究デザインについて5つ）に関する部分が浮かび上がって見えたとしたら，筆者冥利につきます．

　いま，皆さんは臨床研究のより深い部分，例えば研究デザインごとの特徴や結果を解釈するうえでの注意点などにも気を配れるようになっているでしょう．臨床系論文を読む際に重要な部分は，臨床研究を自ら実施するうえでも重要な点となります．本書の内容をある程度理解できたら，すでに臨床研究を行うためのツボは押さえられたと考えてもよいでしょう．

　そこで，次はぜひ，ご自身で臨床研究を計画してみてください．勤務先あるいは関係する医療機関や薬局で，指導者の協力を得ながら臨床研究を計画・実施することも可能でしょう．最近は，国内でもさまざまなリアルワールドデータにアクセスできるようになり，能動的に臨床研究を行いやすい時代になっています．

皆さんが普段の仕事のなかで感じているクリニカル・クエスチョン
は，きっと他のだれかも困っている事柄です．自分自身で臨床研究を
行い，エビデンスを提示することは，目の前の患者さんだけではなく，
想像できないほど多くの患者さんや医療従事者等の助けになる可能性
を秘めています．ぜひ臨床研究の世界に飛び込んでいただけたら幸い
です．

2022 年 7 月

岩上将夫，浜田将太，康永秀生

索　引

88002-922　JCOP

88002-922 JCC

© 2022   第 1 版発行　2022 年 9 月 15 日

医薬品に関する臨床系論文の読み方
ランダム化比較試験からリアルワールドデータ研究まで

イラスト　康永　遥　　　　　著者　　岩上将夫・浜田将太
カバーデザイン　　　　　　　監修　　康永秀生
KAKINUMA Tsutomu

　　　　　　　　　　　　　　　発行者　　　　　　　林　峰　子
検　印　　　　　　　　　　　　発行所　　　株式会社 新興医学出版社
省　略（定価はカバーに　　　　〒113-0033　東京都文京区本郷 6-26-8
　　　　 表示してあります）　TEL 03-3816-2853　FAX 03-3816-2895

印刷　三美印刷株式会社　　　ISBN978-4-88002-922-1　　郵便振替　00120-8-191625